冠状动脉
微血管疾病

Coronary Microvascular Disease

主　编　葛均波

副主编　钱菊英　黄　东

编　者（以姓氏笔画为序）

王克强　复旦大学基础医学院

左　伋　复旦大学基础医学院

李云灵　哈尔滨医科大学附属第四医院

吴彩琴　复旦大学基础医学院

何　玮　复旦大学基础医学院

张红旗　复旦大学基础医学院

陈思锋　复旦大学基础医学院

赵世华　中国医学科学院阜外医院

夏　妍　复旦大学附属中山医院

钱菊英　复旦大学附属中山医院

黄　东　复旦大学附属中山医院

葛均波　复旦大学附属中山医院

人民卫生出版社

·北　京·

图书在版编目（CIP）数据

冠状动脉微血管疾病 / 葛均波主编. —北京：人
民卫生出版社，2022.4
ISBN 978-7-117-32941-5

Ⅰ.①冠… Ⅱ.①葛… Ⅲ.①冠状血管－动脉疾病－
诊疗 Ⅳ.①R543.3

中国版本图书馆 CIP 数据核字（2022）第 043098 号

人卫智网	**www.ipmph.com**	医学教育、学术、考试、健康， 购书智慧智能综合服务平台
人卫官网	**www.pmph.com**	人卫官方资讯发布平台

冠状动脉微血管疾病
Guanzhuangdongmai Weixueguan Jibing

主　　编：葛均波
出版发行：人民卫生出版社（中继线 010-59780011）
地　　址：北京市朝阳区潘家园南里 19 号
邮　　编：100021
E - mail：pmph @ pmph.com
购书热线：010-59787592　010-59787584　010-65264830
印　　刷：北京华联印刷有限公司
经　　销：新华书店
开　　本：710×1000　1/16　印张：9
字　　数：134 千字
版　　次：2022 年 4 月第 1 版
印　　次：2022 年 4 月第 1 次印刷
标准书号：ISBN 978-7-117-32941-5
定　　价：78.00 元

打击盗版举报电话：**010-59787491**　　E-mail：**WQ @ pmph.com**
质量问题联系电话：**010-59787234**　　E-mail：**zhiliang @ pmph.com**
数字融合服务电话：**4001118166**　　E-mail：**zengzhi @ pmph.com**

主编简介

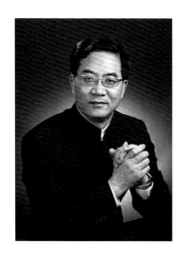

葛均波　中国科学院院士、长江学者、教授、博士研究生导师。现任中国医师协会心血管内科医师分会会长，中国心血管健康联盟主席，复旦大学附属中山医院心内科主任，上海市心血管疾病临床医学中心主任，上海市心血管病研究所所长，复旦大学生物医学研究院院长，复旦大学泛血管医学研究院院长，复旦大学泛血管基金理事长，心血管介入治疗技术与器械教育部工程研究中心主任，中国医学科学院学部委员，美国心血管造影和介入学会理事会理事，美国心脏病学会国际顾问，世界心脏联盟常务理事，世界华人心血管医师协会荣誉会长。

长期致力于冠状动脉疾病诊疗策略的优化与技术革新，在血管内超声技术、新型冠脉支架研发、复杂疑难冠脉疾病介入策略、冠脉疾病细胞治疗等领域产生了一系列成果。作为项目负责人，先后承担了 20 余项国家和省部级科研项目，参与多项国际多中心临床研究项目，作为通讯作者发表 SCI 或 SCI-E 收录论文 490 余篇，主编英文专著 1 部、主译专著 1 部、中文专著 21 部。担任教材《内科学》（第 8 版、第 9 版）、《实用内科学》（第 15 版）的主编工作，*Cardiology Plus* 主编、*Herz* 副主编、*European Heart Journal* 编委。作为第一完成人获得国家科学技术进步奖二等奖、国家技术发明奖二等奖、教育部科学技术进步奖一等奖、中华医学科技奖二等奖、上海市科技进步奖一等奖等科技奖项 10 余项，被授予"科技精英""全国五一劳动奖章""谈家桢生命科学奖""树兰医学奖""白求恩奖章""十大最美医生""ICI 心血管创新成就奖""全国先进工作者"等荣誉称号。

序

由上海市医学会心血管病专科分会主办的东方心脏病学会议已经成功举办了15届。作为心血管领域的综合性知名学术会议，东方心脏病学会议始终秉承"开放、创新、合作"的宗旨，为同道提供心血管疾病预防、诊治相关的学术思想交流平台，促进临床新技术的推广规范以及临床技能的提高。2021年度会议采用线上线下相结合的方式，吸引了3万多名同道参与学习交流，大会官方平台总观看人数为87万人次，推动心血管病学术交流迈入新的时代。为了进一步传播东方心脏病学会议的学术成果，我们依托东方心脏病学会议平台，以东方心脏病学会议的专家团队和全国的心血管病专家为主要力量，组织编写了"东方心脏文库系列"图书，主要包括按亚专科划分的新技术与新进展系列和病例精粹系列等，为心血管内科医师开拓视野、了解前沿、训练临床思维和拓展思维提供精品学习读物和参考工具。

冠状动脉微血管功能障碍是缺血性心脏病的重要发病机制之一，与心血管疾病死亡率密切相关，但在临床实践中多年来均以心外膜大血管疾病的诊治为重，而对微血管疾病重视不够。冠状动脉微血管在心肌血供中起重要作用，其结构与调节机制复杂，这种调控机制的异常参与了多种缺血性或非缺血性心血管疾病的发生和发展过程，称为冠状动脉微血管疾病。这种微血管功能障碍性疾病目前缺乏标准化和规范化的检测手段，因此，对于这类疾病的诊断和治疗存在很多争议和误区。近年来国内外指南和专家共识对包括冠状动脉微血管疾病的分类、定义、检测手段等内容有很多更新。而我国在该领域研究相对滞后，且基础研究和临床应用之间存在脱节，没有全面、权威的专著供学习与研究参考。

《冠状动脉微血管疾病》一书邀请国内长期从事冠状动脉微循环基础和临床研究的权威专家，全面介绍了冠状动脉微血管的解剖发育和病理生理，阐述了微血管疾病的发病机制和评估方法，并对临床常见的原发性和继发性冠状动脉微血管疾病的诊断分类和治疗策略进行详细描述。本书将作为"东方心脏文库系列"的一员，在 2022 年东方心脏病学会议期间发布，希望该书能帮助临床医师和研究者了解该领域的基本理论与最新进展，促进相关领域的深入研究，普及和提高我国冠状动脉微血管疾病的防治和研究水平。

葛均波　霍　勇

2022 年 4 月

前言

近几十年来，经皮介入治疗和外科搭桥手术的广泛开展使心外膜冠状动脉疾病的防治研究取得了巨大进展。同时，冠状动脉微血管疾病对冠心病的发生发展和疾病预后的作用显得越来越重要，却仍未受到足够重视。

冠状动脉微血管在心肌血供中起重要作用，其结构与调节机制复杂，这种调控机制的异常参与了多种缺血性或非缺血性心血管疾病的发生和发展过程，称为冠状动脉微血管疾病。这种微血管功能障碍性疾病病因复杂，涉及人群广泛，严重影响患者预后。但目前缺乏标准化和规范化的检测手段，因此对于这类疾病的诊断和治疗存在很多争议和误区，给临床医师和研究者带来很多困惑。

目前我国在该领域研究相对滞后，且基础研究和临床应用之间存在脱节，没有全面权威的专著供学习研究参考。2014 年中国医科大学曾定尹教授团队曾翻译 Springer 出版的《冠状动脉微血管功能障碍》一书，该书出版至今该领域有很多新进展和新认识，国内外指南对包括冠状动脉微血管疾病的分类、定义、检测手段等内容有很多更新。为提高心血管医师对该领域的认识、促进该领域的研究，本书邀请国内著名的冠状动脉微血管疾病领域的权威专家，详细介绍了冠状动脉微血管的解剖发育和病理生理，阐述了微血管疾病的发病机制和评估方法，并对临床常见的原发性和继发性冠状动脉微血管疾病的诊断分类和治疗策略进行详细描述，进一步对今后的研究方向提出展望。该书汇集国际最新的基础和临床研究资料，参考国际国内最新诊疗指南，从基础到临床全面系统总结该领域热点问题，希望本书的出版能帮助更多相关专业的临床医师和研究者了解冠状动脉微血管领域的基本理论与最新进展，对提高我国冠状动脉微血管疾病的防治和研究水平起到积极的推动作用。本书适宜于心血管内外科医师和医学院校的师生及研究生参考。

在此，感谢所有参与本书写作的同道，他们在繁忙的医教研工作之余，依然笔耕不辍，成就该专业著作。限于编者学识认知水平，书中难免有缺点和错误，祈盼专家及读者不吝指正。

葛均波

上海市心血管病研究所

复旦大学附属中山医院

2022 年 1 月于上海

目录

第一章

冠状动脉的形态与构筑

冠状动脉起始于主动脉窦。在体内，正常心脏位置的左冠状动脉起自主动脉左后窦，右冠状动脉起自主动脉前窦。左、右冠状动脉可共起于一个总干或共起于同一个主动脉窦，也可出现 3～4 条冠状动脉。冠状动脉主干及一级分支位于心外膜下，二级分支以下几近垂直穿入心肌，不断分支，最终供应心肌细胞。

第一节　冠状动脉的基本结构

一、冠状动脉的开口位置和形态

以主动脉半月瓣两端点的连线作为主动脉窦的上界，称作窦上嵴。左、右冠状动脉口多起于窦上嵴水平以下，位于主动脉窦内，左冠状动脉 92% 开口于窦内，8% 开口于窦外；右冠状动脉 94% 开口于窦内，6% 则开口于窦外。冠状动脉口至窦底的距离变动于 8～26mm，其中左冠状动脉口距窦底以 14～18mm 的最多，右冠状动脉口距窦底 12～16mm 的最多。左冠状动脉口的位置略高于右冠状动脉口 2～4mm。将窦上嵴分为三等分，左冠状动脉口以窦中 1/3 者多见，而右冠状动脉口位于窦中 1/3 偏右者多见。

左冠状动脉口常呈横位的椭圆形，边缘明显，尤以下界显著。右冠状动脉口比左冠状动脉口小，呈漏斗状，边缘不甚明显。

主动脉窦内除冠状动脉以外，有时可见到另一分支，称为副冠状动脉。大部分副冠状动脉开口于右主动脉窦，极少数开口于左主动脉窦。这种开口大小不一，大的开口可以是左、右冠状动脉大分支起点的异常，如前降支、回旋支或粗大的右室前支，直接起始于主动脉窦。小的开口多见，多位于右冠状动脉口的前方 1～5mm 处，这些小的副冠状动脉，一般为 1～3 支，有时可多达 4 支，实为右冠状动脉近端的正常分支，可分布于肺动脉壁、动脉圆锥及其右侧脂肪，也可以是右室前支或右房前支。

二、冠状动脉的分布类型

左、右冠状动脉在心脏胸肋面的分布范围变化不大。但在心脏膈面，因左、右冠状动脉发育程度不同而显示差异。国内研究者有采用四个类型概括冠状动脉在膈面的分布差异（图 1-1）。

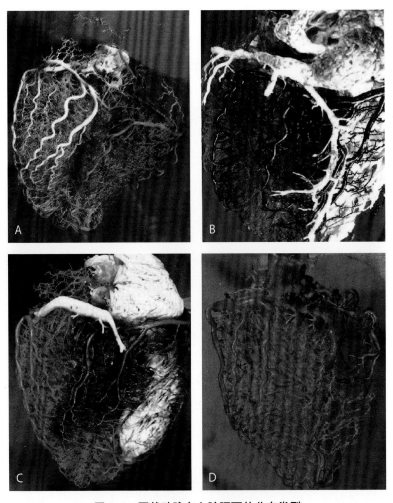

图 1-1　冠状动脉在心脏膈面的分布类型

A. Ⅰ型；B. Ⅱ型；C. Ⅲ型；D. Ⅳ型。红色示左冠状动脉分支，蓝色示右冠状动脉分支。

Ⅰ型，左室膈面主要由左冠状动脉分布。Ⅱ型，左室膈面主要由右冠状动脉分布。Ⅲ型，左室膈面由左、右冠状动脉均等分布。Ⅳ型，右室膈面由左冠状动脉分布。根据国人 530 例不同年龄、不同性别心脏的观察，以Ⅱ型（39.4%）和Ⅲ型（37.0%）出现率最多，Ⅰ型（17.0%）、Ⅳ型（6.6%）出现率少。上述说明，右冠状动脉分布左室膈面的类型是多数，分布类型与性别及年龄均无关。

除此之外，还可以分为左优势型、右优势型、均衡型三个类型。其中，左优势型是指左回旋支优势，左回旋支粗大，除发出钝缘支外，还发出左室后支和后降支，而右冠状动脉细小，未到达后十字交叉处；右优势型是指右冠状动脉走行于右房室间沟并到达后十字交叉处，在后十字交叉或近后十字交叉处分出后降支后向左室膈面走行，并发出一个或多个左室后支后终止；均衡型是指右冠状动脉到达后十字交叉后发出后降支和其终端分支，左室后支则起源于左回旋支成为其终端分支。此外，亦有左室后支及后降支均由左、右冠状动脉双重发出者。

在这两种分类方法中，Ⅰ型对应均衡型，Ⅱ、Ⅲ型对应右优势型，Ⅳ型对应左优势型。

第二节　左冠状动脉

左冠状动脉起于左冠窦，行向左前方。左冠状动脉主要由左主干、前降支、回旋支组成，供应左室、左房、右室前壁及室间隔前 2/3 ~ 3/4 心肌。左冠状动脉分支前，左主干行走于左心耳与肺动脉主干起始部之间，左主干达肺动脉干左缘分为前降支和回旋支。

一、左冠状动脉形态

左主干的前面是肺动脉，后面是左心房的前壁，左心耳位其左上方，左主干的下方是左纤维三角及二尖瓣环的前内侧分。左主干的长度变异较大，可短至 2 ~ 3mm，长达 40mm，多数在 5 ~ 10mm。Green 测量的结果是 1 ~ 25mm，国内学者测量的结果是 4.3 ~ 22.5mm，多数为 10mm 左右，这与用 X 射线方法测量的结果基本相同。左主干的长短与左冠状动脉口的直径大小无关，与冠状动脉主支直径大小也无关。极少数情况下（＜1%）左主干缺如，左冠状动脉分支直接起始于左冠状动脉窦。

二、左冠状动脉分支

（一）前降支

前降支是左冠状动脉两大终末分支之一，近端直径为 4～5mm。从行径方向看，它是左冠状动脉的延续，沿心脏的前室间沟下行，与心大静脉平行。从左主干发出后弯向肺动脉圆锥的左缘，随即进入前室间沟，沿前室间沟走行，绕过心尖，终止于心脏的膈面。国人铸型标本显示，前降支终止于后室间沟下 1/3 范围的共出现 83 例，约占 60%。止于后室间沟中 1/3 范围内的共出现 14 例，占 10%。终止于心尖区，共出现 41 例，占 30%。前、后降支在心尖区的终末段，有的可分别呈钩状弯曲，并相互平行，分支分布左、右心室及心尖区的心肌（图 1-2）。终止于心尖区的前、后降支本干或它的分支可相互吻合。前降支在心室区可向三个方向分出分支，即对角支（左室前支）、右室前支、前间隔支。

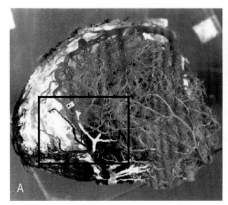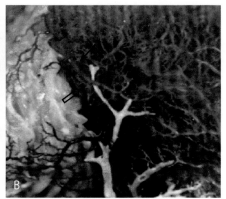

图 1-2　心尖区呈平行的双弯钩状的前、后降支末端

图 B 为图 A 方框内结构的放大。黑色箭头示前降支，空心箭头示后降支。

对角支又称左室前支，以锐角起自前降支，呈斜线状分布于左心室胸肋面的心肌。可有 3～9 支，80% 的人有 3～5 支，粗细不均。近端分支口径大，分支长，可达心脏钝缘；远端分支口径小，分支短，走行指向钝缘。这些分支可有两种类型：①干线型，此型的形态特征是前降支发育强大，对角支由近端向远端依次起自前降支的主干，走向心脏钝缘，这种类型为数较少；②弥散型，此型的形态特点是前降支的分支少，仅有1~2支对角支，其口径与前降支相似，多与前降支主干平行一段后再行向心脏钝缘的下分，此型为数较多，这种口径较大的分支可起自前降支的近端，也可起自前降支的上、中1/3交界处。通常前降支发出这种较大的对角支后，在分支以下的前降支口径显著减小，而这种较大的对角支沿途可向两侧分出许多小分支。对角支的缺如非常罕见，如在冠状动脉造影中发现这种情况时，要怀疑这些分支是否闭塞了。

右室前支是前降支向右侧、右室前壁（右心室胸肋面）发出的数个小的动脉分支。可分为上右室前支与下右室前支，最多可达6支。右室前支是较小的分支，较对角支明显细小。在国人冠状动脉铸型标本中，它通常分布距前室间沟右侧约20mm范围内。口径大的右室前支开口于前降支的上、中1/3处，跨过右心室胸肋面，远达右心室前乳头肌部水平，有时可超出上述分布范围跨过右心室胸肋面，远达右心室前乳头肌基部水平，偶可见此支直接分布右心室前乳头肌。房室结动脉可起于此支。

左圆锥支为第一支右室前支，常起自前降支的近端，横过动脉圆锥的顶端，肺动脉前瓣的基部，分支分布于动脉圆锥。此支常与右冠状动脉近端的同名分支吻合形成Vieussens环（图1-3），共同分布于肺动脉圆锥及右心室前壁。有时，左圆锥支细小而右圆锥支强大。左圆锥支可缺如，动脉圆锥由右圆锥支分布。

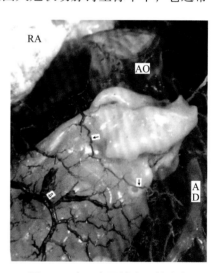

图1-3　左、右圆锥支及其吻合（Vieussens环）

起自前降支近端的左圆锥支和起自右冠状动脉近端的右圆锥支吻合于动脉圆锥的顶端的Vieussens环，是左、右冠状动脉的重要吻合途径之一。黑色箭头示左、右圆锥支，空心箭头示起自右冠状动脉的右室前支。AO，主动脉；AD，前降支；RA，右心房。

前间隔支主要起于前降支深面，也可起于对角支、左主干、回旋支和左室前支，呈直角方向进入室间隔的肌性部分。由于前降支多终止于后室间沟下 1/3，且前间隔支比后间隔支（来自后降支）长，因此室间隔的前 2/3 多为前间隔支分布。前间隔支的支数较多，可有 8～22 支，多为 12～17 支，其大小、长短不一致，口径平均 2.2mm。近端的第一支或第二支常是强大的分支，它在室间隔内行向后下方，这种强大的分支有的可经右心室内的节制索，分布于右心室前乳头肌。第一间隔支起始部位通常作为左前降支近端和中端的分界点，少数情况下，第一间隔支与左前降支紧密并行。前、后室间隔支在室间隔内有丰富的吻合，是左、右冠状动脉吻合的重要途径，吻合常见于室中隔中 1/3。

（二）回旋支

回旋支是左冠状动脉两大终末分支之一，与前降支多成直角。先向左行于左房室沟内，然后从前绕向后，终止于心脏的膈面，多终止于钝缘支与交叉点区之间。回旋支主要供应左心房壁、左心室外侧壁、左心室前后壁的一部分，其在房室沟内的长度、分布到左室后壁、侧壁的血管直径与数目均有较大变异。主要分支有钝缘支、左室前支、左室后支、左房支、Kugel 动脉（房间隔前支）。除钝缘支外，其余均可有可无。左室前支多是 1～3 支，通常较细小，但起始于动脉近端的有时可很强大，行向左下方可达钝缘。左室后支为左回旋支在膈面的终末部分之一，可多达 6 支，亦可缺如，分支分布在左室膈面。分支数目的多少与冠状动脉在心脏膈面的分布类型有关。房室结动脉可起于回旋支，亦可起于左室后支。

钝缘支是较为恒定的分支，它沿钝缘向下行至心尖，分布钝缘及相邻的左心室壁。此支的大小与相邻动脉支的大小相互消长。由于左心室钝缘是一凸形的宽面，钝缘支可有 1～3 支。在国人冠状动脉铸型标本中，多数是 1 支，占 68.11%；2 支者占 26.81%；3 支者占 5.08%。钝缘支起始点通常被作为左回旋支近端和中端的分界点，是冠状动脉造影辨认分支的标志之一。

（三）斜角支

在前降支与左旋支之间的夹角内，常有 1～3 支动脉行向左下方，

Crainicianu 将其命名为斜角支，也称中间支，出现率为 60%；Gulielmo 在选择性冠状动脉造影中，发现此支出现率为 9.4%。国人斜角支的出现率为 43%。活体冠状动脉造影，口径较小的分支显然不易显影。

综上所述，左心室前壁的各分支配布：在成人冠状动脉铸型标本中，大多数的前降支分支为弥散型分支类型。干线型的分支类型例数较少。低位的弥散型的对角支常可出现强大的斜角支。出现分布至钝缘的强大斜角支和左室前支（起自回旋支）时，则钝缘支细小。当前降支分出的左室前支强大并分布钝缘，同时斜角支也强大分布到钝缘，此时起自左旋支的钝缘支可细小，仅分布钝缘的近端区域（图 1-4）。供应同一区域的分支间呈相互消长趋势。

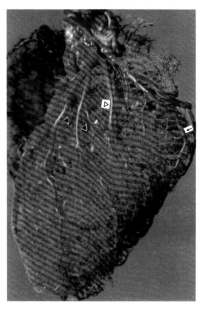

图 1-4　心钝缘区的血供

空心三角箭头示斜角支，黑色三角箭头示前降支的第一、二左室前支，箭头示左旋支的钝缘支。

第三节　右冠状动脉

右冠状动脉在右心耳与肺动脉干之间向前右走行，被较多的脂肪所包埋，进入右房室沟（冠状沟）后，几乎垂直下行达右心缘，绕过心脏的锐缘上端到达心脏膈面，进入房室沟的后部，逐渐走向房室交点区或于该区右侧分出后降支，行于后室间沟。约 60% 的人右冠状动脉在此处发出一小支与左冠状动脉的旋支形成多种形式的吻合。10% 的人右冠状动脉在靠近心右缘处为止；另有 10% 的人右冠状动脉在心右缘与房室交点区之间为止；有 20% 的人右冠状动脉的分支可达心左缘，取代了左冠状动脉旋支的分支。右冠脉主要分支：右圆锥支、右房动脉、右室前支、锐缘支、后降支、左室后支。房室结支主要起于右冠状动脉。

一、右冠状动脉形态

右冠状动脉多终止于心脏钝缘与交点区之间，止于心脏锐缘与交点区之间的较少，止于锐缘或更短的例子极为少见。国人曾发现一例长约 1cm 的右冠状动脉，其终端分成粗细相当的两大终末支，其分支分布于主动脉根部、右心室胸肋面及右心室膈面。此例属 I 型的冠状动脉分布类型。

二、右冠状动脉的分支

（一）右室前支

右室前支起自右冠状动脉，数目为 1～7 支，以 2～4 支多见。分支粗细不均，长短不一，以 2～3 支较粗且长。通常分支数多则管径细；分支少则管径较粗。这些分支主要分布右心室胸肋面。分支的行径特点是分支与主干几乎垂直，并略弯曲向上继而向下，弯向右心室。Grossu 提出，一支型右室前支高达 36%。国人从铸型冠状动脉标本上见一支型右室前支，在右房室沟处的右心室壁上常还有一些直接从右冠状动脉发出的小支存在，分布于右心室胸肋型。

右圆锥支是右室前支中比较恒定的分支，为右冠状动脉向右室壁发出的第一分支，该支又可称圆锥动脉支或漏斗支。此支较细，分布于动脉圆锥前方。通常是一支，特点是分布颇恒定，但其起点则多变化。它可与左冠状动脉的同名支吻合。

锐缘支是右冠状动脉行经右心室锐缘处或锐缘前方的分支，沿锐缘或其附近下行，达心尖附近。锐缘支较粗大，1 支多见，2 支较少，有时可缺如，此时锐缘区的血供由邻近的右室前支的分支和右室后支的分支所替代。锐缘支是冠状动脉造影辨认分支的一个标志。

综上所述，右心室胸肋面的血供来自左、右冠状动脉的右室前支。而来源于右冠状动脉的右室前支为数可多达 7 支，但分支粗细不均，常见有 2～3 支发育强大。圆锥支与锐缘支出现较恒定，前者较细，后者多强大。右心室胸肋面动脉分支之间的分布有相互消长的趋势：当锐缘支弱小时，则必有发育强大的右室前支向左下方分支分布于锐缘的下方，以替代锐缘支的下段；当起自右冠状动脉的右室前支支数多，则起自左冠状动脉前降支的右室前支则分支较细小，此时，右室胸肋面可几乎全被右冠状动脉的分支分布；当来源于前降支的右室前支强大时，则右室胸肋面上半部为右冠状动脉分支分布，而下半部分为前降支分支分布。因此，左、右冠状动脉的右室前支，在右心室的分支分布呈互相消长的趋势。沿右心室流出道，在动脉圆锥处作纵向手术切口，通常损伤血管较少，因为这是左、右冠状动脉分支的交界区。但当来源于右冠状动脉的右室前支支数多，或强大的右室前支又起自右冠状动脉近端，则作右室前壁的手术切口可伤及大的动脉分支。

右心室膈面的血供主要有 3 个来源：其外侧分由锐缘支分布；内侧分由后降支分支分布；近右房室间沟的区域，由右冠状动脉主干分出的右室后支分布。David 报道，在选择性冠状动脉造影中，右室后支并不恒定出现，这可能是因为这些分支细小，常不易在活体冠状动脉造影时显出。当后降支发育较弱，前降支绕心尖右侧达后室间沟时，则右心室膈面心尖区可由前降支末端的分支分布，值得注意的是常有强大的右室后支，直接起自心脏膈面的右冠状动脉主干，自上向左下方斜行，终于后室间沟上1/3 或中分。此支可分布右心室膈面及室间隔后分。右室后支通常是较小的血管，有时缺如，它们发育的程度与锐缘支相反。

（二）后降支

后降支亦称后室间支，为右冠状动脉走行至后十字交叉或者左右房室沟后部与后室间沟交汇处发出的一较大分支，沿后室间沟向下走行，长短及数目不一，它不似前降支那样强大，多终止于后室间沟的中、下 1/3段，少数终止于心尖部，甚至绕过心尖终止于前室间沟的下 1/3 处，房室结动脉可起于此支。单支后降支的，占 52%，可位于心中静脉的右侧或左侧；亦存在变异型多支，其中双后降支其特点是分别沿后室间沟下行于心中静脉的两侧，发出后间隔支，分布在室间隔后分。

后降支的起点常偏离房室交点区（crux），所谓 crux 点实际是一个区域，其左界为房间沟下端，右界为室间沟上端，其间充以脂肪，McAlpine称其为左室后上区。在铸型标本上，靠近房室交点区的室间隔，常可见一支或数支短小的左室后支，它既分布左心室后壁，又分布室中隔后部上1/3 区域。当后降支发育较弱并终止于后室间沟的上、中 1/3 交界附近时，起自右冠状动脉的强大左室后支或右缘支可斜行跨过右心室后壁，进入后室间沟中分，分布后室间隔中 1/3 区域。前降支末端可与后降支末端吻合。

综上所述，后降支多起自右冠状动脉，起始点常偏离房室交点区的右侧。靠近房室交点区的室间隔血供来源是多源性的。双支后降支及单干后降支再分为双干的变异占变异例数的大多数。其特点是可分出双排后降支，分布室间隔的后分。后降支发育弱小时，右室后支、右缘支、左室后支可补充分布室间隔后分的血供。这些形态特点对搭桥手术、选择性冠状动脉造影以及冠状动脉疾病的病理分析无疑是具有意义的，国人资料未发现后降支缺如的例子。

后间隔支主要起于后降支深面，也有起于前降支后段或左室后支者，5 ~ 24 支，口径平均为 1.2mm，分布于室间隔后 1/4 ~ 1/2，可与前降支发出的前间隔支吻合，分布于左、右心室后壁和室间隔的后下 1/3 处。由后降支发出的后间隔支通常较前降支发出的前间隔支细小。室间隔内各动脉之间有丰富的吻合。吻合形式有两支形吻合、两支"Y"形吻合、网状或丛状吻合。室间隔中 1/3 吻合尤为丰富，吻合口径为 50 ~ 410μm，常见的为 100 ~ 200μm。

第四节　心段

DiDio 等提出人的心脏可分成心段（cardiac segment）的概念，它是以冠状动脉的大分支作为分段的形态基础。左、右心室共可分成 7 个段，由冠状动脉 7 支大分支分布。在右心室可分为三段，即圆锥支段、右缘支段、后室间支段。左心室可分为四段，即前室间支段、外侧支段、左缘支段和后心室支段（图 1-5）。由于冠状动脉分支的发育程度不同，以及冠状动脉在心室膈面的分布类型上的差异，因此，构成心段形态基础的动脉分支来源及其分布心室壁的范围是有差异的。

美国超声心动图协会把左心室分为 16 段或 17 段，亦可显示心肌内血管的供血状态、结合多种显像技术与方法，则可用来评价局部心肌泵血的功能。

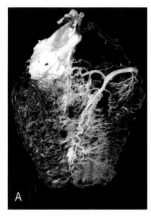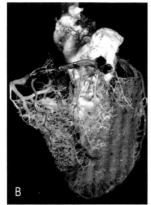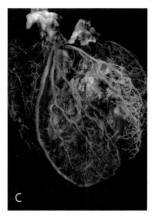

图 1-5 心室壁动脉支分段

A. 左半心胸肋面：红色示前室间支段，黄色示外侧支段，绿色示左缘支段；B. 右半心胸肋面：绿色示动脉圆锥支段，蓝色示右缘支段，黄色示后室间支段；C. 心脏膈面：绿色示后心室支段，黄色示后室间支段，蓝色示右缘支段。

第五节　左心室壁内的动脉分支分布

一、左心室壁内动脉的分支类型

Estes 和 Farrer-Brown 及夏家榴等认为，左心室壁内血管有分支型和直型两种类型。Estes 认为前者只供应心壁肌层的外 3/5 ~ 3/4，Farrer-Brown 认为可供应全层心肌；两者都认为肉柱和乳头肌是由直支供应，并构成心内膜下丛。进入肌层的小血管分支有两类，一类以锐角形式分出，仅营养心室肌层的外 2/3；另一类血管以直角形式分出，垂直深入达心内膜下，构成心内膜下丛，肉柱和乳头肌是由这种直支（直型）血管供应的。国内外学者报道左心室壁内的血管可分成四种类型：①心外膜支，直接发

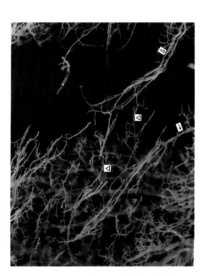

图 1-6　心内膜下血管丛的吻合弓

空心箭头示左旋支的分支，黑色箭头示前降支的分支，三角箭头示血管吻合弓。

自主干的一些短小丛状细支，仅分布到心外膜的脂肪层；②直支，以直角从主干上发出，沿途分支较少，直达肉柱；③乳头肌支，为直支的特殊类型，在心室壁内分支少、口径大，直达乳头肌；④树枝状支，可达心肌层外2/3或全层，并有分支到达肉柱，它们可参加心内膜下血管丛，并在心内膜下和直支吻合，吻合血管弓可长达3.2cm，吻合弓的口径最粗可达500μm，它们在心肌缺血时，可成为供应心肌内层血液的侧副循环途径（图1-6）。

二、左心室的乳头肌动脉

前乳头肌皆来自左冠状动脉分支，它们可单独来自前降支的分支，或单独来自左旋支左缘支的分支；也可由前降支和左旋支的分支共同分布，或由前降支与左缘支分支，或前降支与斜角支的分支共同分布。据报道，两支型联合供应前乳头肌的例数占72.72%。其中，有前降支分支参加的占81.8%。当前降支梗阻时，虽累及前乳头肌，但因多数为两支型联合供应，故不致累及整个前乳头肌血供。后乳头肌血供多数来自左、右冠状动脉的末端分支。后乳头肌的血供与冠状动脉在膈面的分布类型并不完全一致。在冠状动脉右优势型（Ⅱ、Ⅲ型）的心脏，后乳头肌血供可来自左冠状动脉的分支，也可单独来自右冠状动脉分支或左、右冠状动脉的分支联合供应。在乳头肌内乳头肌动脉的形态可呈钩形（可分鱼钩形、直钩形和双钩形，图1-7）、叉形（可分二叉形、三叉形和多叉形）等多种形态特点。每个乳头肌都有2支以上不同来源的动脉分布，它们在乳头肌内的特征可呈两侧对称或不全对称；三面或多面的立体构筑配布。前乳头肌动脉分支可有2~5支，以2~3支多见，口径在250~990μm，平均为567.42μm。鱼钩形的乳头肌动脉仅见于前乳头肌内，可能与前乳头肌位置较高，靠近冠状动脉主干有关；后乳头肌动脉分支有2~7支，以3~4支多见，口径为187~750μm，平均为425.43μm。后乳头肌可见叉形和直钩形动脉分支，但以后者为多。由于后乳头肌形态常比前乳头肌小且数目多，位置低，血供来源又多是左、右冠状动脉的末端分支，口径较细，因此后乳头肌动脉多呈直钩形分支，从乳头肌基部行向顶端，呈节段形配布，延长了末端血管分支的距离。这些形态特点可能是后乳头肌缺血病变较多的形态基础。

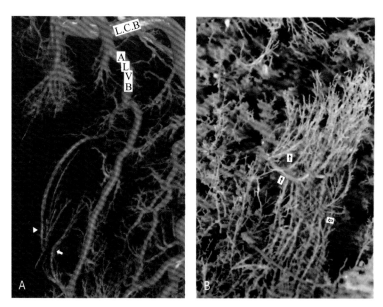

图 1-7　呈钩形的乳头肌内的前乳头肌动脉

A. 三角箭头示鱼钩形，实心箭头示直钩形；B. 黑色箭头示双钩形，空心箭头示心内膜下吻合弓。

　　在墨汁明胶灌注的左心室壁的纵切面上，心肌壁的外层和最内层肌束呈纵行方向排列，而小动脉走行都与肌束平行，乳头肌内血管分支方向都和乳头肌纵轴一致，与肌束平行，行向乳头肌尖端。在乳头肌内形成丰富的毛细血管网。在乳头肌末端的毛细血管形成弓状吻合。心壁内的小动脉除其末端与毛细血管相连外，动脉分支间可直接吻合，也可与心肌窦状隙直接相连，并通

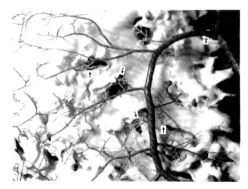

图 1-8　连接心壁内小动脉与心腔相通的动脉腔血管

白色示动脉腔血管，红色示前降支，空心箭头示右室前支，黑色箭头示右室前支分支。

过动脉腔血管与心腔相通（图 1-8）。心内膜并非为封闭的膜性层，心肌内末端血管与心腔亦非完全隔离。

第六节　心房动脉

心房动脉是左、右冠状动脉的分支。根据 Spalteholz 的命名法，可分为房前支、房中间支、房后支。

一、心房动脉的分支

左、右房前支分别起自左、右冠状动脉的近侧端，分布到左、右房前壁及心耳，多为 1～3 支，口径为 0.2～2mm。右房前支的起点距右冠状动脉口 1～45mm，左房前支的起点距左旋支起点 1～35mm，口径大于 1mm 以上的左、右房前支多数为供应窦房结区的窦房结动脉。

左、右房中间支分别起自心脏钝缘附近的左旋支和心脏锐缘附近的右冠状动脉。右房中间支较为恒定，多为 1 支，口径为 0.4～1.5mm，行径较垂直，它沿右心房上行，分布右心房外侧壁及后壁。因靠近上腔静脉口，故可与窦房结动脉吻合。偶可缺如，则此动脉支的分布区域可由右房前支替代。左房中间支不似右房中间支出现得那样恒定，偶可发育强大，远达上腔静脉口附近，成为窦房结动脉，左房中间支缺如时，其分布区可被左房前支或左房旋支替代。

左房旋支起自左旋支近端的分支，平行于左房室沟上方，向左经左心室钝缘水平分布左心房后壁。James 称左房旋支，口径为 1.2～2.3mm。强大的左旋支可形成窦房结动脉并与其他心房支吻合，是左冠状动脉分支之间或左、右冠状动脉分支之间形成侧支循环的重要途径之一。

左、右房后支是左右冠状动脉在心脏膈面的分支，分布于心房后壁，右房后支多起自右冠状动脉，这与动脉在膈面分布 Ⅱ、Ⅲ 型居多有关，常为 1 支，口径在 1mm 以内，多分布于房室沟

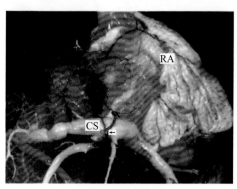

图 1-9　起自右冠状动脉的左房后支的起始和走行

黑色箭头示左房后支。CS，冠状静脉窦；RA，右心房。

以上约 1cm 范围的左房后壁。左房后支起自左或右冠状动脉，多为 1 支，0.4 ~ 1.8mm，口径略粗于右房后支，它常被左房旋支替代。偶尔左房后支起自右冠状动脉，行经冠状静脉窦浅面，上行分布左心房及右心房后壁（图 1-9）。

二、窦房结动脉

因分布窦房结而得名，该动脉的终端绕上腔静脉口基部，故 Gross 称为上腔静脉口支。约 58.72% 窦房结动脉可起自右冠状动脉近端 2cm 以内，口径为 1.2 ~ 2.2mm，可呈逆时针方向绕上腔静脉口基部；38.52% 可起自左旋支近端 1cm 以内，起始于左冠状动脉的窦房结支，大多数是左房前支的延续，口径为 1.1 ~ 2.0mm，呈分叉状包绕上腔静脉口基部，偶尔起自左冠状动脉本干；2.8% 窦房结可由左、右两冠状动脉获得血供。窦房结动脉实为第一或第二左、右房前支，口径较粗，通常大于 1mm。窦房结动脉在经行中尚可供应心房壁和邻近的房间隔，并与附近的动脉支发生吻合。据报道，窦房结动脉起自右冠状动脉的例数多于左冠状动脉。但 McAlpine 的观察略有不同，他在 100 例心脏中发现 48% 起自右冠状动脉，52% 起自左冠状动脉。左、右窦房结动脉的起点与行径虽不同，但都与房间前沟和房间肌束（Bachmann 氏束）密切相关。右窦房结动脉起始于右冠状动脉近端，在右心耳与主动脉之间，靠近右心房前壁向内上行，直达房间前沟，于房间肌束下方潜入该肌，继沿房间前沟上行，绕上腔静脉口。左窦房结动脉起始于左旋支近端，沿左心房前壁向右行，斜行穿入房间肌束，横过房间前沟后，绕上腔静脉口。窦房结动脉上述的行径提示手术时对房间前沟的切割、钳夹、结扎有可能伤及窦房结动脉。

窦房结动脉与上腔静脉口的关系在形态上有三种形式：动脉以顺时针方向、逆时针方向、分叉形绕上腔静脉口。左、右窦房结动脉以逆时针方向绕上腔静脉口的占多数，分叉形的次之，顺时针方向的更少。McAlpine 认为逆时针方向的窦房结动脉常在房间后沟有一条下行袢，因此，手术涉及房间后沟时亦有可能伤及窦房结动脉。国内学者在 50 例心脏的解剖中发现，窦房结动脉末端呈逆时针方向的仅有 9 例，其中 2 例在房间后沟形成下行袢，余 7 例的下行袢皆位于上腔静脉基部的后方，近界沟附近，在房间后沟处伤及此动脉的概率不大。

窦房结动脉的起点变异，可起自左房旋支，也可是右冠状动脉末端的延伸形成窦房结动脉。窦房结动脉的起点近冠状动脉口，被窦房结组织完全包裹，穿经窦房结组织时管径变化不大。其结构特点有利于搏动信息从主动脉到窦房结细胞及神经末梢的传递。窦房结支进入窦房结后，失去血管壁中膜的外肌层，其外膜被窦房结细胞代替，使得窦房结对体液因素及窦房结内血压的改变更加敏感。

心房动脉的分支来源较多，但只有窦房结动脉最为强大。它除供血给窦房结外，主干在行径中的分支分布到左、右心房壁及房间隔，并可与其他心房支建立吻合。因此，窦房结动脉的形态特征是口径大，行径曲折，分布广泛，是心房壁上的主要动脉支。

三、Kugel 动脉

Kugel 首先描述了这支动脉，它起自左旋支或其分支，行经主动脉根部后方及二尖瓣环上方，继穿入房间隔基部，出现率约 93%。它可与左、右冠状动脉的分支吻合，是二尖瓣前瓣与主动脉瓣的血供来源。Kugel 称其为心耳大吻合动脉。此动脉可起自左冠状动脉的左旋支近端，也可起自左冠状动脉的近端，常是右房前支的分支。由于房前支强大时可成为窦房结动脉，因此，Kugel 动脉可是窦房结动脉的分支，在主动脉后方进入房间隔，向后经卵圆窝基部走向房室交点区；Kugel 动脉位置较低，行经主动脉根部后方和二尖瓣环稍上方，沿心房前壁到达房间前沟，继穿入房间隔的下分，位于卵圆窝的下方（图1-10）。在房间前沟处起自窦房结动脉的 Kugel 动脉常先下行于房间前沟下部，再穿入房间前沟。在房间隔内向后与心房后壁

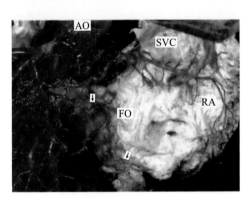

**图 1-10　起自左旋支近端的
Kugel 动脉及其走行**

Kugel 动脉起自左旋支近端，进入房间隔内，位于卵圆窝下方。黑色箭头示 Kugel 动脉。AO，主动脉；SVC，上腔静脉；FO，卵圆窝；RA，右心房。

的左、右冠状动脉的分支吻合，也可与房室结动脉或窦房结动脉吻合。它是左、右冠状动脉，即心脏胸肋面的冠状动脉分支与心脏膈面的冠状动脉分支间进行吻合的重要途径。Kugel 动脉的口径平均为 0.1 ~ 0.75mm，最大口径为 1.2mm，它与右窦房结动脉合干，按恒定的行径进入房间隔内，向后穿出房间后沟，最远可至房室交点而终末，可在房间隔的前、后峡入卵圆窝下方，以及房室交点等处与其他房间隔动脉、左房旋支及心外动脉的分支吻合。

四、房室结动脉

房室结动脉是左或右冠状动脉行经房室交点区的分支，多为 1 支，2 支者少见，有时尚可缺如，行经左、右房室口之间，进入 Koch 三角，终于房室结，长约 15mm，口径约 1mm，是供应房室结的主要动脉。房室结动脉主要起自右冠状动脉，少数起自左冠状动脉，偶可见左、右冠状动脉均发分支供应房室结区。研究发现，该动脉多数进入房室结后，并不穿过结的全长，而是行经该结背侧 1/3 或中部时，主干离开结向尾侧形成 50° ~ 90° 的弯曲，分布于邻近的心肌。房室结的腹侧 1/3 和房室束则由主干分出的细小分支分布。因此，在房室结动脉的末端呈一个弯曲的形态特征，为确认房室结动脉的一个重要标志。由于房室交点区是充满脂肪的区域，当右冠状动脉行经此区时，常出现"U"形弯曲，而房室结动脉起自"U"形弯曲的顶端，Keith-Flag 认为这与心脏的发生有关。根据国人报

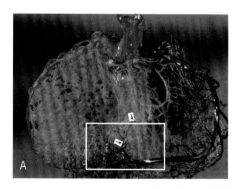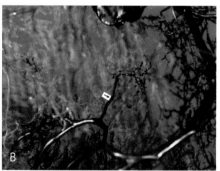

图 1-11　起自右冠状动脉"U"形顶端的房室结动脉

图 B 为图 A 方框内结构的放大。黑色箭头示房室结动脉。

道，右冠状动脉的"U"形弯曲并不恒定存在，其房室结动脉也并不恒定的起自"U"形弯曲的顶端。房室结动脉可起自右冠状动脉"U"形顶端（图1-11）；或可起自平直的右冠状动脉；亦或右冠状动脉虽然出现"U"形弯曲，但房室结动脉并不起自"U"形弯曲的顶端。偶见房室结动脉可起自右冠状动脉的左室后支。由于房室结动脉起点的变异性，因此它在行径中与左、右房室口的局部位置关系可有三种情况：行径位于左、右房室口之间；行径偏向左房室口；行径偏向右房室口。这些局部位置关系显然与二、三尖瓣及其瓣环的手术密切有关。

房室结区由房室结支、左房后支及房间隔前支等供应，动脉之间互相吻合，并有相互消长的趋势。由于房室结区有多支动脉供应血液的特点，故房室结动脉阻滞，仅呈现一时性房室传导阻滞。

第七节　心房动脉的吻合

心房动脉是左、右冠状动脉的分支，可分为房前支、房中间支、房后支。冠状动脉分布到心房壁的动脉分支可形成吻合。这种吻合可以在左、右侧心房动脉分支之间，同侧心房动脉分支之间或心房动脉与心室动脉分支之间形成。Smith曾报道，在选择性冠状动脉造影中发现，部分较长期患冠心病的患者虽然前降支、左旋支右冠状动脉有严重的梗阻，由于Kugel动脉、窦房结动脉、房室结动脉或左、右心房动脉之间的吻合，保证了心脏的血供，故该三支动脉是心房动脉支间吻合的重要途径。国人资料显示，吻合的口径为66～530μm，多数为100～260μm，吻合出现的部位多在左心房后壁、房间隔、心房前壁，偶可见在右心房外侧壁及上腔静脉的基部。左、右冠状动脉主干的末端在心脏膈面可直接形成吻合（图1-12），当一侧冠状动脉主干的远端梗阻时，该侧血供可由对侧冠状动脉供应。吻合的方式呈二吻合支型、三吻合支型或网状分支型的吻合，吻合口径的粗细、吻合支的起源、参与吻合的组成形式可能与冠状动脉疾病的预后有密切的关系。

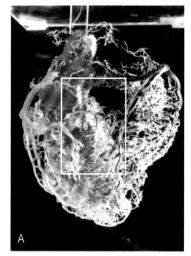
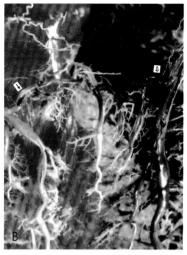

图 1-12　左、右冠状动脉主干末端分支间的吻合

图 B 为图 A 方框内结构的放大。右冠状动脉末端分支（空心箭头）与冠状动脉末端分支（黑色箭头）形成直接吻合。

第八节　冠状动脉血管壁结构和功能

根据血管的结构模式和功能特点的不同，许多学者对血管进行分类，如传导（输）性血管／弹性贮器血管、分配性血管、阻力性血管、交换性血管和容量性／贮存性血管等。同样，对于冠状动脉而言，不同口径的冠状动脉具有不同的结构模式，也对应不同的功能特点。

一、冠状动脉的组织结构与功能

冠状动脉血管壁由内膜、中膜和外膜三层结构组成。根据冠状动脉的口径、分支级数、供应部位等因素的不同，其血管壁的成分配比也会发生相应变化。内膜为血管壁的最内层，由一层扁平内皮细胞和疏松结缔组织构成，随着年龄的增长而变厚。在血管的不同区域，血管壁的内皮细胞可具有不同的结构特点。内皮细胞宽而薄，呈薄片样并稍有弯曲，以适应血管的曲度。除血窦外的其他血管区域，相邻的内皮细胞的边缘牢固地粘接在一起，使整个上皮呈连续性。内皮细胞在有细胞核处最厚，其他各处较薄，以利于血管内外物质的交换。中膜层由平滑肌组织、弹性纤维和胶原纤维等组成，在相应的静脉中该层相对较薄，毛细血管中该层缺如。血管平滑肌的功能之一就是通过收缩血管平滑肌以缩小血管的口径，从而调节血管的血流量分配。血管平滑肌的另一功能是通过等长收缩改变血管壁的紧张度，影响血管壁的扩张性和脉搏的传播。平滑肌组织的相对量从大动脉到小动脉呈逐渐增多的趋势。外膜层是血管壁的最外层，由结缔组织、神经和毛细血管等构成，血管通过外膜层与外周组织相连。

弹性纤维可见于所有冠状动脉和冠状静脉，在动脉中尤为丰富。弹性纤维相互吻合形成网状，走行主要为环形。这些弹性纤维可将平滑肌隔成层，这样就形成了板层单位。在动脉的内膜和中膜之间存在一层明显的内弹性膜，能使血管在扩张后回缩到原位。中膜和外膜的交界处还有一层外弹性膜，但不如内弹性膜丰富。胶原纤维可见于血管各层，尤其分布于中膜层。中膜层内的胶原纤维和弹性纤维主要是环形排列，以使扩张的血管还原，而在外膜层中，胶原纤维主要是纵行，以使动脉能抗纵向上的牵拉力。弹性纤维的相对量在大动脉中最高，故大动脉又称弹性贮器血管，该类血管能将血流的动能储存为血管壁的弹性势能，从而保持血流在心脏收缩期和舒张期中的连续性和血压的稳定性。随着动脉口径变小，外弹力板消失，内弹力板开始变薄，内径在 20μm 以下者，内弹力板也消失。到末梢时，中膜只剩一层平滑肌细胞。心脏毛细血管内皮细胞的连接不如其他部位血管内皮细胞紧密，有利于毛细血管内外物质的交换。心脏毛细血管壁缺少固有外膜且没有肌细胞，但在外表面存在周细胞。周细胞并非连续的细胞层，它对毛细血管有束缚作用和机械支持作用。

心外膜冠状动脉血管壁内弹性纤维、胶原纤维等成分的相对含量较心肌内小血管多，有利于保证心外膜冠状动脉中血流的连续性及血压的稳定性，冠状动脉的这种结构参数的变化是连续的，而不是断续的，这种渐进性的结构变化是为了满足其供血区域所需要的功能条件。在分析心肌的储备功能时，了解这些信息变化尤为重要。

二、冠状动脉的分类

根据冠状动脉的结构和血流动力学特点不同，冠状动脉被分为心外膜冠状动脉、前微动脉、微动脉和冠状动脉微循环网 4 个部分。

1. 心外膜冠状动脉 包括冠状动脉主干及其主要一级分支，口径为 7.5 ~ 500μm，其血管壁内弹性纤维、胶原纤维等成分的相对含量较大。富含的弹性纤维在血压升高时能储存弹性势能，在血压降低时能释放弹性势能，使得冠状动脉主干及主要分支能保持血流的连续性和血压的稳定性。正常情况下，血流经心外膜冠状动脉传导时并不产生明显的阻力，即血管内压力由近至远保持恒定。

2. 前微动脉 包括冠状动脉的 2 ~ 3 级分支，口径为 500 ~ 100μm，其血管壁内平滑肌组织相对含量较大，所以也称为肌性动脉，可通过收缩和舒张显著影响冠状动脉血流量和阻力的变化。该类血管的功能是将血液输送至各组织区域，故又称为分配性血管。

3. 微动脉 指毛细血管之前且口径小于 100μm 的动脉，其血管壁内平滑肌组织相对含量最大，血管阻力大，所以也称为外周阻力动脉。因此，微动脉前后血压差值大，有利于调控流向毛细血管的血流量和血压，为血管内外物质的交换提供稳定的内环境。

4. 冠状动脉微循环网 在冠状动脉血流调控中起主要作用，因为血流阻力（压强下降）主要由微循环产生，而心外膜动脉血管的收缩或舒张主要受血流量和剪切力变化的影响。实际上微循环阻力的改变对冠状动脉血流的调控起主要作用，由代谢和血管内压力共同决定。微循环中还有交换性血管，指真毛细血管，即血管内血液和血管外组织液进行物质交换的场所，其内皮细胞富含大量质膜小泡或含有窗孔结构，以适应其物质交换的功能。

三、冠状动脉侧支循环

冠状动脉侧支是指连接不同心肌区域的小动脉 - 小动脉间的吻合。原始冠状动脉侧支平均直径通常小于 100μm，是从出生起就存在的冠状动脉间的连接。冠状动脉侧支的密度、管径和其在冠脉阻塞后重塑的能力在个体间差异非常大，主要是受内环境及血流动力学因素共同影响。当冠状动脉主干发生狭窄或阻塞时，原始冠脉侧支为了满足下游缺血心肌的灌注，会立即募集，并通过动脉生成（arteriogenesis）的方式，重塑为原始直径的数倍到十数倍，使血流可以通过原始冠脉侧支和重塑后的冠脉侧支绕过阻塞部位到达远端区域。这种通过侧支重新建立的循环，称为侧支循环。

衰老及心血管危险因素会使冠状动脉侧支退行稀疏，影响冠状动脉侧支循环的发达程度。有学者对冠心病患者的冠状动脉造影进行了分析与归类，发现患者体内重塑后的侧支可归类为多条特定的吻合途径，证实侧支循环对冠心病患者的血流调配十分重要。因此，对冠脉侧支结构与侧支循环功能的深入研究将有助于对冠脉病变患者血流储备的分析，以更好地评估患者的病情与预后。

四、展望

临床上冠状动脉造影仅能看到心外膜冠状动脉及部分前微动脉，而庞大的微动脉系统并不可见，影像学上冠状动脉的大部分结构仍处于"灰箱模型"阶段。当血流储备分数（fractional flow reserve，FFR）落在灰色地带（0.75~0.80）时，对冠状动脉狭窄情况的临床确切诊断具有不确定性，通常需要利用微血管阻力指数（index of microvascular resistance，IMR）等其他信息进行综合评估，这提示目前对于微动脉系统的构筑特点及功能变化的认识不足，同时反映掌握微动脉系统的功能和结构特点对于预防及治疗心血管事件的重要性。为了能充分获取冠状动脉结构和功能的信息，对相关疾病进行更准确的评估，许多有价值的解决思路被提出，例如：通过FFR_{CT}技术，将CT和FFR各自的优势相结合，从结构和功能两方面评估冠状动脉病变情况；通过人工智能深度学习与血管重建结合，减少血管重建耗时，并提高重建准确性；利用多模态影像技术，融合不同模态图像的信息，希望能对冠状动脉的功能和结构进行更有价值的评价。因此，掌握微动脉系统的构筑特点和功能变化对于了解心力衰竭等心血管事件的发生和发展非常重要，通过对"灰箱模型"不断探索，挖掘更多有价值的信息，希望在未来能有效地预防及治疗心血管相关疾病。

冠状动脉是心脏的供血动脉，在维持机体正常生理功能方面发挥重要的作用。对于冠状动脉的研究，不能仅关注其结构或功能的变化，要将结构和功能统一起来，从系统生物学的角度，实现从基因、细胞、组织，到个体各个层次的整合，只有充分了解冠状动脉的正常结构及其生理病理变化的机制与规律，才能更有效地预防和治疗心血管相关疾病。

（王克强 张红旗 吴彩琴 何 玮）

参考文献

[1] 成令忠，王一飞，钟翠平．组织胚胎学：人体发育和功能组织学 [M]．上海：上海科学技术文献出版社，2003．

[2] 成令忠，钟翠平，蔡文琴．现代组织学 [M]．上海：上海科学技术文献出版社，2003．

[3] 张朝佑．人体解剖学 [M]．3 版．北京：人民卫生出版社，2009．

[4] 于彦铮，左焕琛．心脏冠状动脉解剖 [M]．上海：上海科学技术出版社，1992．

[5] WILLIAMS P L．格氏解剖学 [M]．38 版．杨琳，高英茂，译．沈阳：辽宁教育出版社，1999．

[6] 葛均波，王拥军．泛血管医学：概念及常见疾病诊治 [M]．北京：人民卫生出版社，2018．

[7] 郭鹞，任东青．微循环学基础与实验方法 [M]．西安：第四军医大学出版社，2005．

[8] BEYER A M, GUTTERMAN D D. Regulation of the human coronary microcirculation[J]. J Mol Cell Cardiol, 2012, 52(4): 814-821.

[9] 刘育英．微循环图谱 [M]．北京：人民军医出版社，2005．

[10] 陈灏珠．实用心脏病学 [M]．5 版．上海：上海科学技术出版社，2016．

[11] FABER J E, CHILIAN W M, DEINDL E, et al. A brief etymology of the collateral circulation[J]. Arterioscler Thromb Vasc Biol, 2014, 34(9): 1854-1859.

[12] CHALOTHORN D, FABER J E. Formation and maturation of the native cerebral collateral circulation[J]. J Mol Cell Cardiol, 2010, 49(2): 251-259.

[13] HE L, LIU Q, HU T, et al. Genetic lineage tracing discloses arteriogenesis as the main mechanism for collateral growth in the mouse heart[J]. Cardiovasc Res, 2016, 109(3): 419-430.

[14] CHILIAN W M, PENN M S, PUNG Y F, et al. Coronary collateral growth--back to the future[J]. J Mol Cell Cardiol, 2012, 52(4): 905-911.

[15] LEVIN D C. Pathways and functional significance of the coronary collateral circulation[J]. Circulation, 1974, 50(4): 831-837.

第二章

冠状动脉的组织结构与发育

第一节　冠状动脉的组织结构

一、概述

动脉（artery）是引导血液离心的管道。动脉起自心脏，然后逐渐分支，直径逐渐变细，管壁逐渐变薄，最后形成毛细血管。动脉管壁较厚，能承受较大的压力。所有的动脉均由内膜、中膜和外膜组成。从最大的动脉到最细小的动脉，其管腔的大小和管壁的构造是逐渐变化的。通常根据动脉管壁的主要结构成分、管径大小、管壁厚度和主要成分，可将动脉分为大动脉、中动脉、小动脉和微动脉，但它们之间没有明显的分界线。大动脉直径大于10mm，是邻近心脏的动脉，主要包括肺动脉、主动脉及其分支，无名动脉，头臂干、颈总动脉和锁骨下动脉等；大动脉的中膜有多层弹性膜和大量弹性纤维，平滑肌则较少，故又称弹性动脉。心脏舒张时，大动脉管径回缩，弹性回缩力使得血液进一步被推向血管远侧，借此使心脏由节律的间断性射血变为连续不断的血流。除大动脉外，其余凡在解剖学中有名称的动脉大多属于中动脉，其直径为2～10mm，由于管壁富含平滑肌细胞，故也称为肌性动脉；中动脉中膜平滑肌发达，平滑肌的收缩和舒张使血管管径缩小或扩大，可调节分配到身体各部和各器官的血流量。小动脉的直径为0.1～2mm，其结构与肌性动脉相似；直径小于300μm的称为微动脉。小动脉和微动脉的舒缩如闸门，能显著地调节器官和组织的血流量，其收缩程度可直接影响外周血流的阻力，而外周阻力的大小又是维持正常血压的重要因素之一。因此，小动脉和微动脉又称外周阻力血管。由于小动脉和微动脉口径较小，且管壁又含有丰富的平滑肌，通过平滑肌的舒缩活动很容易使血管口径发生改变，从而改变血流的阻力。

二、冠状动脉的组织结构

心的血液供应来自左、右冠状动脉,属于中动脉(图 2-1),即肌性动脉;其直接发自升主动脉根部,因所受血压较高,故管壁相对较厚,并富含弹性组织。大多数肌性动脉,其管壁厚度为管径的 1/4。

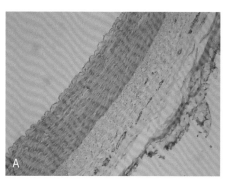 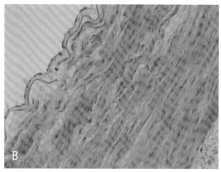

图 2-1　典型中动脉(肌性动脉)的结构模式图

A. 低倍观; B. 高倍观。

冠状动脉壁也分为内膜、中膜和外膜。

(一)内膜

内膜(tunica intima)位于管壁的最内层,由内皮和内皮下层组成,是三层中最薄的一层。内弹性膜为内膜与中膜的分界标志。

1. 内皮　内皮(endothelium)为一层单层扁平上皮(图 2-2),位于血液与血管壁内皮下组织之间,表面光滑,有利于血液流动。内皮细胞长轴多与血液流动方向一致,细胞核居中,核区略隆起。内皮细胞内细胞器不甚丰富,细胞内富含质膜小泡,其具有主动转送多种分子的作用。含有数量不等的微丝,细胞间有紧密连接和间隔排列的缝隙连接。小动脉中可见内皮细胞的突起穿过内弹力板与中膜平滑肌相接触。内膜的基质通过内弹力板的窗孔与中膜的基质相通,肌性动脉的内皮细胞间也有缝隙连接和紧密连接。受某些因素刺激时(如糖尿病、尼古丁、血管紧张素 II 和 5- 羟色胺等),连接似可松解或变宽,血液中的脂蛋白和其他大分子可进入血管壁。

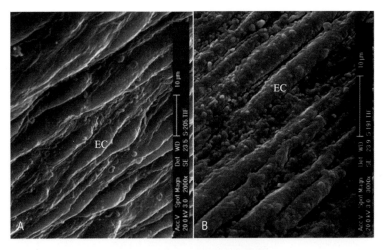

图 2-2　内皮细胞扫描电镜图

内皮细胞呈梭形，长轴与血流方向一致，细胞界线清晰，核区隆起。A. 兔颈总动脉，2 000×；
B. 兔颈外静脉，3 000×。EC，内皮细胞。

细胞基底面附着于基板上，内皮细胞和基板构成通透性屏障，液体、气体和大分子物质可选择性地透过此屏障。内皮细胞主要的生物学功能是使循环血液保持正常流动状态。在炎症时可高表达黏附分子，与血流中白细胞表面黏附分子相互作用，从而介导白细胞穿越血管壁。此外，血管内皮细胞具有内分泌功能，可合成和释放多种内皮衍生的血管活性因子及细胞基质成分，调节血管张力，并参与炎症反应，影响血管发生、血管通透

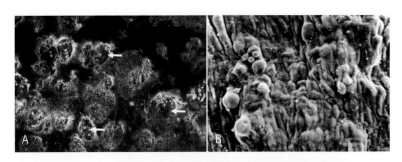

图 2-3　动脉粥样硬化内皮损伤及早期斑块扫描电镜图

A. 动物饲养高脂血症 2 个月后，胸主动脉部分内皮细胞脱落，呈"虫噬样缺损"（箭头所示）；B. 动物饲养高脂血症 3 个月，出现早期动脉粥样硬化斑块。

性及体液平衡等。内皮细胞亦参与免疫反应，属于一类非专职性抗原提呈细胞。因此，血管内皮细胞对调节血液循环、维持内环境稳定和生命活动的正常进行具有十分重要的意义，并在许多疾病的发生、发展中起着重要的作用（图 2-3）。

内皮细胞超微结构的主要特点是：①内皮细胞游离面有形态不一的微绒毛，可增大内皮细胞表面积，与物质交换有关。②胞质中可见丰富的吞饮小泡，或称质膜小泡，直径为 60 ~ 70nm。这些小泡是由细胞游离面或基底面的细胞膜内凹形成，然后与细胞膜脱离，经细胞质移向对面，又与细胞膜融合，将小泡内所含物质吐出，故小泡有向血管内外输送物质的作用。③细胞质内还可见一种外包单位膜的杆状细胞器，内含若干条平行小管，称为怀布尔 - 帕拉德小体（Weibel-Palade body，又称 W-P 小体）。W-P 小体是内皮细胞特有的细胞器，一般认为它参与Ⅷ因子相关抗原（factor Ⅷ -related antigen，FⅧ）的生成和储存。FⅧ本身并不参与凝血反应，而是当血管内皮有缺损时，使血小板附着在内皮下的胶原纤维上，形成血小板血栓，防止血液外流。内皮细胞内含有的微丝使细胞具有收缩能力，5- 羟色胺、组胺和缓激肽均可刺激微丝收缩，改变内皮细胞间隙的宽度和细胞连接的紧密程度，影响和调节血管的通透性。血管内皮细胞还有重要的分泌功能和物质代谢功能，如能合成与分泌多种生物活性物质，如FⅧ、组织型纤溶酶原激活物和前列环素，以及有强烈缩血管作用的内皮素（endothelin）和具有舒张血管作用的一氧化氮（nitric oxide，NO）等因子。内皮细胞表面有血管紧张素转换酶，能使血浆中的血管紧张素Ⅰ变为血管紧张素Ⅱ，使血管收缩。内皮细胞还能降解 5- 羟色胺、组胺和去甲肾上腺素等。

在科学研究中，通常利用新生儿脐带的脐静脉，经过消化，离心、分离出内皮细胞进行培养和研究。

2. 基膜 基膜（basement membrane）薄而连续。内皮下层随血管变小而渐薄，其中含胶原纤维和少许平滑肌细胞，冠状动脉血压较高，内皮下层内多有纵行平滑肌束。在光镜和电子显微镜下，内弹性膜甚明显。

3. 内皮下层 内皮下层（subendothelial layer）位于内皮下的薄层结缔

组织，内含少量胶原纤维、弹性纤维，有时有少许纵行平滑肌。内皮下层的厚度和其中的平滑肌数量随着年龄的增加而增加。有的动脉内皮下层深面还有一层内弹性膜（internal elastic membrane），由弹性蛋白组成，膜上有许多小孔。在血管横切面上，因血管壁收缩，内弹性膜常呈波浪状。一般以内弹性膜作为动脉内膜与中膜的分界。

（二）中膜

中膜（tunica media）位于内膜和外膜之间，此层主要为平滑肌，有10～40层，呈同心圆状排列。小动脉的平滑肌可减到3～4层。下肢血管的平滑肌比上肢多。平滑肌细胞有基膜和网状纤维包绕，并有少许弹性纤维或弹性膜穿插于细胞之间，弹性膜也有窗孔。中膜内没有成纤维细胞。中动脉的中膜主要由血管平滑肌细胞组成。在动脉发育过程中，平滑肌细胞可产生胶原纤维、弹性纤维和基质。中膜的弹性纤维具有使扩张的血管回缩作用，胶原纤维起维持张力作用，具有支持功能。

血管平滑肌细胞（smooth muscle cell）是血管的主要构成成分，与弹性纤维层交替构成血管中膜，后者通过收缩和舒张活动调节血压和机体各部位的血液分布。平滑肌细胞的收缩和舒张反应通过肌球蛋白与肌动蛋白相互作用产生，受神经递质、激素和代谢产物的调节。正常的平滑肌细胞无显著增殖、迁移和分泌细胞外基质的活动，称为收缩型平滑肌细胞。平滑肌细胞在未发育成熟时、生理条件改变时（如长期运动、怀孕）或病理条件下（如炎症、高血压、糖尿病），则表现出显著的增殖和迁移活动、合成大量细胞外基质，此时被称为分泌型平滑肌细胞。不同表型的平滑肌细胞可存在于同一血管，平滑肌细胞也可以不同程度地介于收缩型与分泌型之间。细胞表型转化受基因调控，但局部环境的变化可以使细胞在一定范围向收缩型或分泌型转变。血管的平滑肌还具有分泌肾素和血管紧张素原的能力，与内皮细胞表面的血管紧张素转换酶共同构成肾外的肾素 - 血管紧张素系统。对平滑肌细胞的研究，通常从胎儿脐带的脐动脉中分离平滑肌细胞，进行培养和传代等（图 2-4，图 2-5）。

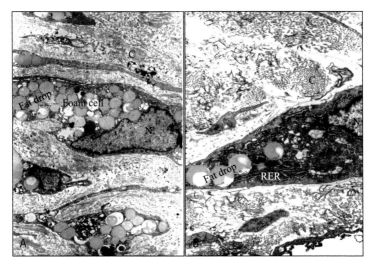

图 2-4　动脉中膜中的泡沫细胞及分泌型平滑肌细胞（TEM，8 000×）

高脂饮食饲养新西兰大白兔 3 个月。A. 主动脉中膜平滑肌细胞吞噬脂质成为泡沫细胞；B. 主动脉中膜平滑肌细胞，已从收缩型转变为分泌型平滑肌细胞，可见细胞内有脂肪滴，大量与分泌相关的细胞器，如大量的粗面内质网（RER）。Foam cell，泡沫细胞；Fat drop，脂肪滴；C，胶原纤维；N，细胞核。

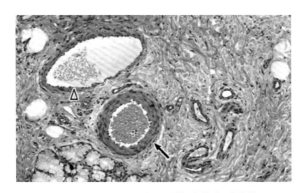

图 2-5　小肌性动脉静脉管壁的典型结构

（三）外膜

　　外膜（tunica adventitia）是指血管外弹性膜之外的组织结构，主要由成纤维细胞、淋巴细胞等和疏松结缔组织组成，后者包括螺旋状或纵向分布的弹性纤维和胶原纤维的细胞外基质、滋养血管及神经等。由于血管外膜没有明确的外边界，近年来有人将血管外周脂肪组织亦列为外膜范畴。因此，广义的血管外膜含义为血管外周组织血管壁的结缔组织细胞以成纤维细胞为主，当血管受损伤时，成纤维细胞具有修复外膜的能力。多年来，血管外膜仅作为血管的支撑组织，长期受到忽视。虽然滋养血管及神经起着运输及营养的作用，但与内膜及中膜相比亦只能充当配角。然而，近年来的研究发现，外膜在维持血管张力及平衡血管功能中起着非常重要的作用。研究已证实，外膜是产生血管活性物质（如 NO）的重要部位；成纤维细胞、周边脂肪细胞、淋巴细胞及细胞外基质等通过自分泌或旁分泌作用共同调节血管收缩与舒张；血管外膜还含有肾素 - 血管紧张素系统组分，参与多种血管功能的调节。因此，在正常生理状态下，血管外膜及其周围组织以其独特而复杂的微环境形式，调节循环系统乃至全身的自稳态。

中动脉的中膜与外膜借外弹性膜分界。外弹性膜薄而断续。小动脉尤为如此。管径在 1mm 以上的动脉均有滋养血管（vasa vasorum）。这些小血管进入外膜后分支成毛细血管，分布到外膜和中膜。内膜一般无营养血管，其营养由腔内血液直接渗透供给。血管壁内还有网状的神经丛，主要分布于中膜与外膜交界处，有的神经伸入中膜平滑肌层。以中动脉和小动脉的神经丛最丰富。它们有调节血管舒缩的作用。

三、动脉的年龄变化

血管由胚胎的间充质发生而来。间充质细胞先分化为内皮细胞，排列成管状，此后周围的间充质分化为管壁的平滑肌和结缔组织。

在胚胎 4～5 周，主动脉仅由内皮和 2～3 层排列较为致密的细胞而成。胚胎 2 个月时，其管壁便可分为三层。内膜包括一层内皮和较厚的内弹性膜；中膜由环形排列的细胞组成，其间已有 20～25 层弹性膜发生；外膜由疏松排列的细胞和胶原纤维束组成。胎儿 4 个月时，动脉开始出现三层膜结构；自此时起，管壁逐渐发育分化，4 个月胎儿的主动脉内膜只有内皮和一层较厚的内弹性膜，中膜为几层环形平滑肌，平滑肌间有弹性纤维。外膜比中膜厚，成自结缔组织。胚胎末期，内弹性膜变厚。中膜的弹性纤维变成较厚的弹性膜，平滑肌略有增加，但仍不明显，此时外膜变得较薄。出生后，主动脉中膜弹性膜的层数和厚度渐增，在内皮和内弹性膜间，出现内皮下层，含平滑肌、胶原纤维和弹性纤维，到 25 岁才分化成熟。

胚胎中期的肱动脉等中等大小的肌性动脉，内膜成自内皮和内弹性膜，中膜为环形平滑肌，外膜为富有弹性纤维的结缔组织。到胚胎末期，增厚的中膜两侧有明显的内、外弹性膜。出生后，肌性动脉除整个管壁加厚外，在内皮和内弹性膜间逐渐出现了一层结缔组织——内皮下层。

心脏和动脉终生不断地进行着机械性活动，似比其他器官系统更易受损耗和发生衰老变化。管壁结构的生理性衰老变化常不易与动脉硬化的病理变化相区分，所以对于动脉壁中出现的某些变化究竟是生理性的还是病理性的，常有意见分歧。一般认为，动脉壁结构变化程度已超越该年龄的标准，则有理由认为是趋于动脉硬化的病理现象。弹性动脉尤其是主动脉常比肌性动脉有更明显的年龄变化。在生理状况下，小动脉发生的变化较小，但不同部位动脉的变化（形态和变化速率）也不一样。冠状动脉和基底动脉于 20 岁后开始出现明显的改变。肝动脉在 40 岁前并无明显变化。

动脉最先出现的变化是内膜增厚。由于内皮下层中的纤维成分增加，可使内膜的厚度达到全动脉壁的 1/4。内膜的增厚又可促使胆固醇聚集。此外，内弹性膜可随年龄的增长而逐渐失去弹性，并发生破碎现象，其染色变为嗜碱性，可有钙盐沉着于其中。中膜的变化主要表现在弹性膜上，其变化情况与内弹性膜相似，这种现象与弹性蛋白的性质改变有关。此外，位于弹性膜之间的纤维成分和基质随年龄的增长而增多。至于外膜，则变化较少。

第二节　冠状动脉的发育

一、概述

循环系统包括心血管系统和淋巴管系统两部分。心血管系统是个封闭的分支管道系统，由心脏、动脉、毛细血管和静脉等组成。心脏的节律性收缩推动血液经大、中、小和微动脉分送到各器官和组织内的毛细血管，毛细血管内的血液与周围组织进行物质交换，然后毛细血管内的血液汇集经微静脉和小、中、大静脉回流入心脏。心血管系统的功能是运送并分配氧和营养物质及激素等物质至各组织，同时从组织收集二氧化碳及其他代谢产物，将它们运送至肺和排泄器官。淋巴管系统是一个辅助的单向回流管道系统，从毛细血管动脉端渗出的组织液，大部分渗入毛细血管静脉端及微静脉，小部分渗入毛细淋巴管，形成淋巴液，经淋巴管汇入淋巴导管，最后流入颈部的大静脉。淋巴管系统的功能是回收部分组织液，经淋巴结滤过后输回血液循环。

心血管系统是胚胎发育中最早建立并发挥功能的系统，使胚胎很早即能有效地获得营养和排出废物。心血管系统由中胚层分化而来，首先形成的是原始心血管，在此基础上再经过生长、演变和新生等改建过程而逐渐完善，淋巴管系统的发生与心血管系统相似，也由中胚层分化而来，只是淋巴管的发生较为简单，其发生过程与静脉更类似，发生的时间也略晚。

二、心血管系统的发生

心血管系统由中胚层间充质分化而来，早在人胚第 3 周开始发生，约第 4 周末开始血液循环，由于胚胎生长迅速，单纯依赖简单扩散方式已不能使胚体获得足够营养。因此，心血管系统成为机体形成最早且执行功能最早的系统，从而为机体各器官、组织的发育提供良好的物质条件。

原始心血管系统形成早期是左右对称的，后来通过合并、扩大、萎缩、退化和新生等过程演变成为非对称格局。这种复杂的变化过程受何种因素控制，目前仍不是很清楚，但与遗传和局部血流动力学的变化，如血流速度与方向、血流压力的变化等有一定的关系。

早期，心血管的管壁仅由内皮构成，随着血流动力学的变化及体内各器官的发生，内皮性管道不断扩张、延长，其周围间充质分化出肌层和结缔组织，从而演变成心脏、动脉和静脉。

人胚第 15～16 天，卵黄囊壁的胚外中胚层内首先出现许多血岛（blood island），这是间充质细胞密集而成的细胞团。血岛周边的细胞变扁，分化为内皮细胞，由内皮细胞围成的通道即原始血管，血岛中央的游离细胞分化成为原始血细胞，即造血干细胞，内皮管道不断向外出芽延伸，与相邻血岛形成的内皮管道互相融合通连，逐渐形成一个丛状分布的内皮管网，与此同时，在体蒂和绒毛膜的中胚层内也以同样方式形成内皮管网（图2-6）。

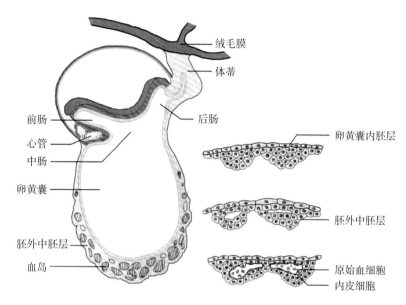

图 2-6　血岛和血管形成模式图

第 18～20 天，胚体内各处的间充质内出现裂隙，裂隙周围的间充质细胞变扁，围成内皮管，以出芽方式与邻近的内皮管融合通连，逐渐形成胚体内的内皮管网。起初弥散的内皮管网分布于胚体内、外的间充质中，以后造血干细胞进入胚体内，胚胎早期的血液循环即告建立。随着胚体的发育，有的内皮管因相互融合及血液汇流而增粗，有的则因血液减少而萎缩或消失，逐渐形成了原始心血管系统。内皮管周围的间充质逐渐分化为平滑肌和结缔组织，形成中膜和外膜，显示出动脉和静脉的典型结构。

原始心血管系统左右对称，主要包括以下结构。

1. 心管　开始为一对，位于消化管腹侧。胚胎发育至第 4 周时，左、右心管合并为一条。

2. 动脉　由心管发出一对背主动脉，位于原始肠管的背侧，以后从咽至尾端的左、右背主动脉合并成为一条，沿途发出许多分支。从腹侧发出数对卵黄动脉和一对尿囊动脉，卵黄动脉分布于卵黄囊，尿囊动脉经体蒂分布于绒毛膜，以后演变为脐动脉，从主动脉发生许多成对的节间动脉和其他一些分支分布于胚体。胚胎头端还有 6 对弓动脉，分别穿行于相应的鳃弓内，连接背主动脉与心管头端膨大的动脉囊（图 2-7）。

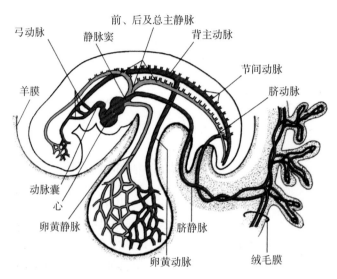

图 2-7　原始心血管系统模式图（人胚第 4 周）

3. 静脉　包括一对前主静脉，收集上半身的血液；一对后主静脉，收集下半身的血液。以后，两侧的前、后主静脉汇合成左、右总主静脉，分别开口于心管尾端静脉窦的左、右角。卵黄静脉和尿囊静脉各一对，分别来自卵黄囊和绒毛膜，均回流于静脉窦，尿囊静脉以后演变为脐静脉。

三、冠状动脉血管的发育

冠心病发病率高，严重危害人类健康；然而，目前治疗冠心病（如心肌梗死）的有效策略还很少。阐明冠状动脉血管发育和心脏再生过程及其机制，将有助于心脏再生医学对冠状动脉血管重建的研究。因此，寻找诱导内源性血管新生等替代策略对冠心病的治疗具有重要的临床意义。

冠状动脉在胚胎时期的发育分为 2 个阶段。首先，从静脉窦来源的内皮细胞在心外膜下和心肌层形成不成熟的初级冠状血管网；随后，招募而来的心外膜细胞经上皮 - 间充质转化生成平滑肌细胞和成纤维细胞，并经过重塑，形成成熟的心脏冠状动脉系统。血流切应力、炎症和生长因子是公认的侧支血管生长的主要机制。新的脉管系统可通过三种途径产生，即血管发生、血管再生和动脉生成。血管发生指在胚胎发生时期血管祖细胞形成原始的血管丛，血管再生指先天存在的血管通过芽生或套叠的方式形成新的毛细血管网的过程，动脉生成指小动脉和小动脉之间的血管形成更大的血管。

心外膜来源的间质细胞产生了大多数冠状血管系统的细胞。原始心管起初仅由心肌和心内膜构成，在心管开始搏动后，起源于前心外膜区域的心外膜和冠脉系统的祖细胞迁入心腔内并定植到心脏的表面。这些祖细胞分散到整个心脏，开始形成一层连续的上皮细胞层，覆盖整个肌性心管。在形成上皮层后不久，在房室沟和球室沟等特定区域就会发生上皮 - 间质转化。这些细胞转化为间质细胞后，迁移到心外膜下的结缔组织层间隙，

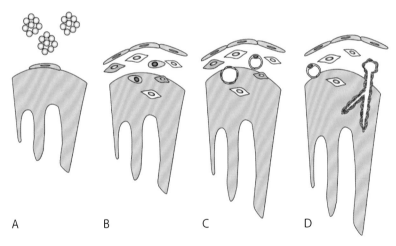

图 2-8　冠状动脉发生的步骤

A. 心外膜是由前心外膜细胞（蓝色）迁移到心管表面（橙色）形成的一个上皮层；B. 上皮间充质转化的细胞与造血细胞（红色）、平滑肌细胞（绿色）和成纤维细胞（蓝色）；C. 原始内皮管由内皮祖细胞形成，其中，心外膜下的内皮管将发育为静脉（深蓝色），心肌管内的内皮管将发育为动脉（红色）；D. 内皮管网发生重构，并招募血管平滑肌细胞和其他外膜细胞形成成熟的冠状动脉（红色）和静脉（深蓝色）。

然后再分布至心肌，并分化成血管内皮细胞、平滑肌细胞、周细胞以及成纤维细胞，形成原始血管丛。而后，这些结构进行重塑，形成主要的冠状血管以及其他所有的小动脉、静脉和毛细血管，并最终连接到主动脉窦和冠状静脉窦。这意味着成血管间质细胞必须广泛地分布于整个发育中的心脏，因为每个心肌细胞都至少与一条毛细血管相接。在冠脉系统形成的进程中，大多数血管发生的事件是在没有血流的条件下开始的，这是因为冠状动脉的近端连接到主动脉的时间要比这一进程晚。这些细胞迁移、定植及分化时机的精确性与协调有序，对正常的血管发生及器官发育非常重要（图 2-8）。

四、冠状动脉的发生

大量研究表明，冠状动脉循环的形成是一个复杂的过程，包括血管新生、血管生成和动脉生成。先是未成熟的血管丛形成，然后是血管丛重塑形成成熟的血管床。在冠状动脉发育之前的胚胎早期，心脏由一层薄薄的心肌肌层组成，它很容易被流经其管腔的血液氧化，因此最初不需要自己的血管床。后来，随着心脏体积增大和心肌厚度增加，结构更加紧凑，阻止了简单的扩散过程提供足够的营养来满足发育中的心肌细胞的代谢需求，这种结构上的变化刺激了原始血管系统的出现，冠状血管开始以未成熟的血管丛的形式出现在心室。血管丛是由大小相似的小血管组成的高度分支网络。这些血管丛经历了分支的形态形成和大规模扩张，覆盖和进入整个心肌。虽然最初没有血流，但血管丛最终与主动脉吻合，构成血流的来源。在主动脉附着和建立血流之后，则进入血管重塑阶段，在这个阶段血管丛转变为分层排列的动脉、毛细血管和静脉。血管丛的生长和重构的结果是冠状动脉血管的排列方式能够有效地支持心肌组织的氧合作用。

最初的研究者根据观察到新生的冠状动脉和主动脉内皮之间的联系，认为冠状动脉很可能是从主动脉以出芽的形式生成的。根据冠状静脉和静脉窦之间的连接，推测心的静脉可能起源于静脉窦。后来的大量研究证明，事实并非如此。实际情况是：冠状动脉血管与主动脉的连接是由心包下的血管网向内生长的结果，而不是由主动脉生长出来的结果（图 2-9）。

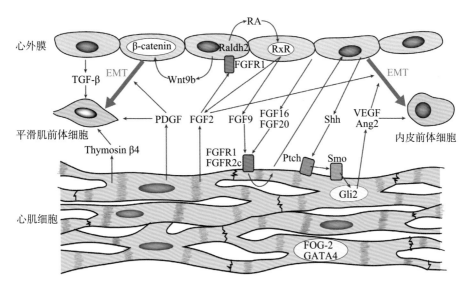

图 2-9 冠状动脉血管发育中的心外膜－心肌信号通路模式图

图示为冠状动脉发展早期心外膜（蓝色）和心肌（红色）之间的信号交流。其中，右半部分（包括 FGF、Shh、VEGF/Ang2 途径）对冠状动脉内皮祖细胞的生成十分必要，而左半部分（包括 β-catenin、PDGF、TGF-β 和 Thymosin β4 途径）对冠状动脉血管平滑肌细胞的发展很重要。

　　因此，在随后的几十年里，许多研究表明在包括人类在内的其他脊椎动物，冠状动脉有三种不同的发育起源，即前心外膜、静脉窦和心内膜。前心外膜是一种短暂的结构，靠近静脉窦和胚胎肝。一旦心外膜细胞层形成，一部分心外膜细胞转化为间充质细胞，并迁移到心外膜下的间隙，一些细胞进一步迁移到心肌。心外膜下间充质细胞被认为可产生心脏成纤维细胞、冠状血管平滑肌和冠状内皮细胞。这些细胞参与血管新生、血管生成和细胞外基质重塑等过程。

　　关于前心外膜，一个经典的研究是将鹌鹑前心外膜移植到鸡胚胎后，原来裸露的幼雏心肌几乎完全被鹌鹑来源的心外膜所覆盖，而在幼雏心脏中形成的冠状内皮细胞、平滑肌细胞和成纤维细胞均来自鹌鹑细胞。这些实验有力地支持了冠状内皮细胞、平滑肌细胞和成纤维细胞起源于前心外膜的观点（图 2-10）。

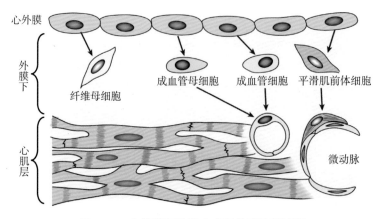

图 2-10 心外膜细胞发育成冠状动脉的过程

来源于前心外膜的心外膜细胞是内皮细胞、平滑肌细胞和成纤维细胞的前体细胞，随后成血管细胞脱离心外膜，迁移到心肌层形成管腔，而平滑肌前体细胞分化形成动脉和静脉。

冠状动脉内皮的另外两个来源分别是静脉窦和心内膜的内皮细胞。静脉窦以出芽的方式参与血管生成，这些血管多位于心肌壁和室间隔，逐渐到达心脏的表面。这些血管再垂直穿入到心肌组织。这一过程需要血管内皮生长因子（vascular endothelial growth factor，VEGF）信号，因为缺乏VEGF 的胚胎显示冠状血管密度降低。心内膜通过从心腔出芽的方式形成血管，在此过程中产生称为血岛的结构。房间隔内的冠状动脉大部分来源于心内膜。因此，心内膜没有终末分化，具有血管生成的潜力。在正常发育条件下，心外膜细胞是冠状动脉平滑肌的主要祖细胞来源。

冠状动脉的发育与其他许多器官特异性血管床不同，其未成熟的血管丛最初发育时没有大量的血流。由此产生的未灌注的血管丛也向主动脉延伸分支，并在固定的位置与主动脉内皮连接，启动动脉血流。丛状血管直接沿着连接点向下流动，这可能经历了迅速增加的血流，开始动脉化，最终形成左、右冠状动脉。这表明血流是触发未分化丛血管动脉化的关键因素。冠状动脉中膜的形成是从冠状动脉近端开始的，在冠状动脉前体与主动脉建立连接之前，这些细胞先接近血管壁，并涉及主动脉壁和侵犯的毛细血管凋亡变化的过程。主动脉窦水平的开口打开，平滑肌细胞祖细胞来自周围的间充质，构成血管壁，最终形成冠状动脉。当血液开始在冠状动脉系统内流动时，进一步分化为平滑肌细胞。向平滑肌细胞的分化需要平滑肌肌动蛋白（它从冠状血管壁的近端到远端依次出现）和平滑肌肌球蛋白的参与。随着冠状动脉内开始有血流，内皮细胞的剪切应力增加，刺激内皮细胞释放某些物质。这些物质可以调节和影响平滑肌细胞的分化和增殖。冠状血管的发育并不局限于胚胎时期，而是在出生后继续发育（图2-11）。

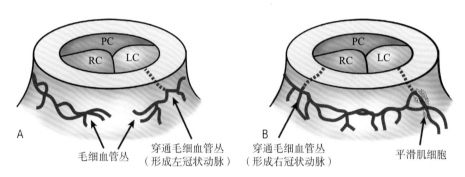

图 2-11　冠状动脉与主动脉的连接

A. 两个主要的冠状动脉干是由毛细血管丛形成的，它们在主动脉的底部形成一个环；B. 穿通管分别从左、右冠状动脉尖部进入主动脉壁，平滑肌细胞被募集并注入两条通道，从主动脉开始，向心尖进展。

　　从早期开始，冠脉血管丛（存在造血细胞，可能是由产生血管内皮的祖细胞衍生而来）内的循环是可能的。血液循环在早期只能是一种来回运动的血液，只有冠状动脉血管丛与主动脉连接后，血液循环才成为单向的。血流方向的改变和冠状动脉与主动脉连接后血压的突然升高，也可能对冠状动脉血管发展的下一阶段——冠状动脉丛的发展有重要影响。心外膜来源的间充质细胞向冠状动脉平滑肌细胞分化，VEGF及其受体对冠状动脉干的形成至关重要，神经嵴细胞在冠状动脉主干的建立中发挥作用，副交感神经对冠状动脉的发生也有重要的作用。

（张红旗　左　伋　王克强）

参考文献

[1] 董尔丹, 张幼怡. 血管生物学 [M]. 2 版. 北京: 北京大学医学出版社, 2014.

[2] 成令忠, 钟翠平, 蔡文琴. 现代组织学 [M]. 上海: 上海科学技术文献出版社, 2003.

[3] 成令忠, 王一飞, 钟翠平. 组织胚胎学: 人体发育和功能组织学 [M]. 上海: 上海科学技术文献出版社, 2003.

[4] 郭志坤. 现代心脏组织学 [M]. 2 版. 北京: 人民卫生出版社, 2016.

[5] TIAN X, PU W T, ZHOU B. Cellular origin and developmental program of coronary angiogenesis[J]. Circ Res, 2015, 116(3): 515-530.

[6] SPICER D E, HENDERSON D J, CHAUDHRY B, et al. The anatomy and development of normal and abnormal coronary arteries[J]. Cardiol Young, 2015, 25(8): 1493-1503.

[7] SHARMA B, CHANG A, RED-HORSE K. Coronary artery development: progenitor cells and differentiation pathways[J]. Annu Rev Physiol, 2017, 10(79): 1-19.

[8] TOMANEK R J. Developmental progression of the coronary vasculature in human embryos and fetuses[J]. Anatomical Record, 2016, 299（1）: 25-41.

[9] RATAJSKA A, CZARNOWSKA E, CISZEK B. Embryonic development of the proepicardium and coronary vessels[J]. Int J Dev Biol, 2008, 52（2-3）: 229-236.

[10] HE L, ZHOU B. The Development and regeneration of coronary arteries[J]. Curr Cardiol Rep, 2018, 20（7）: 54.

[11] LOUKAS M, SHARMA A, BLAAK C, et al. The Clinical anatomy of the coronary arteries[J]. J Cardiovasc Trans Res, 2013, 6（2）: 197-207.

[12] BERNANKE D H, VELKE J M. Development of the coronary blood supply: changing concepts and current ideas[J]. Anat Rec, 2002, 269（4）: 198-208.

[13] OLIVEY H E, SVENSSO E C. Epicardial-myocardial signaling directing coronary vasculogenesis[J]. Circ Res, 2010, 106（5）: 818-832.

[14] TOMANEK R J. Formation of the coronary vasculature during development[J]. Angiogenesis, 2005, 8（3）: 273-284.

第三章

冠状动脉微循环的调节

第一节　概述

大循环和微循环的最终目的都是保障毛细血管进行物质交换。微循环单位由微动脉、微静脉以及它们之间的一个毛细血管网组成，毛细血管承担血管内、外物质交换的功能，适当的微循环血液灌注对维持组织器官的功能和机体内环境稳定至关重要。不同微循环单位通过小动脉和小静脉连接，形成微循环网。冠脉微循环指连接冠状动脉和冠状静脉之间的微循环网。

微循环调节的目的包括四个方面：①大、小循环血量比；②不同组织器官血量比；③有效循环血量占总血量的比例；④血液和其他体液的比例。但冠脉微循环调节的目的，与大多数组织器官的微循环相比，相对简单，即在全身有效血容量下降时，使冠脉微循环优先获得血液供应，以保障持续高强度的心脏活动。

毛细血管进行物质交换的决定因素是血流量和血流速度。血流量是指单位时间内流经某一横截面的血量，在医学实践中，常指单位时间内流经特定组织器官的血量。有效循环血量是指流经特定组织器官所有毛细血管血量的总和，只有这部分血液才能被用于血管内、外物质交换。微循环单位物质交换得是否彻底，与血液流经该微循环的速度密切相关。

正常情况下，微动脉、微静脉和毛细血管内的血液流动方式均为层流，所以适用于泊肃叶定律（Poiseuille law）。对单根特定管道而言，该定律为：$Q=\pi r^4 \times \Delta P/(8\eta L)$。流量 Q 与管道两端的压力差 ΔP 成正比，与血管半径 r 的四次方成正比，与管道长度 L 和血液黏度系数 η 成反比。该公式亦可表示为：$Q=S^2 \times \Delta P/(8\eta L)$，$S$ 指管道面积。对于特定的组织器官，血流量与该组织器官所有同级血管面积之和的平方成正比；因此，微血管的绝对数量和有灌注功能的微血管占总微血管的比例是组织器官受损伤时影响血液灌注的重要因素。泊肃叶定律是流体动力学的一个重要定律，微循环灌注量的主动和被动调节均通过该公式的变量起作用。

从泊肃叶定律可知，血管管径和灌注压可被调节，其中血管管径是最有效的调节机制。主动调节血管管径的着力点是小动脉、微动脉、小静脉和微静脉的平滑肌以及毛细血管起始部位的毛细血管括约肌。

全身和局部的微循环调节因素，作用于血管内皮细胞和平滑肌细胞上的感受器，对组织器官代谢的血液需求做出反应，通过平滑肌细胞的舒张和收缩效应，调节血流量。如缩血管物质使小动脉收缩，降低血管口径，导致体循环血压升高，但使微动脉口径和微循环灌注压双双降低，表现为微循环血流量和流速显著减低。毛细血管括约肌是毛细血管的血流阀门，其收缩与舒张决定了所控制的毛细血管是否有血流。

心脏是人体最重要的器官之一，必须持续工作。相应的冠状微循环的特点是血流量需求大、灌注压高、心肌收缩时受到压迫、血氧被摄取比率高。为了保证心脏功能的高需求和特殊需要，冠状微循环功能的调节除了遵循微循环调节的一般规律外，具有显著特点。冠状微循环障碍可导致心肌组织缺血、缺血再灌注损伤和无复流现象，均可造成心肌损伤。

第二节　冠脉微循环调节的功能和解剖学基础

一、冠脉微循环的功能特点

1. 冠脉微循环血流量随心动周期呈周期性变化　由于冠脉微循环的小分支主要以垂直于心脏表面的方向穿入心肌组织，沿途发出冠脉微循环的小动脉，最后在心内膜下层吻合连接成网，所以冠状微血管受心肌收缩挤压。由于穿越整个肌层，冠脉微循环在心肌收缩时被压迫，因而冠脉微循环血流量随着心肌收缩产生的血管外周期性压迫和血管内的血压周期性波动两者的此消彼长，呈周期性变化。在心肌强烈收缩的等容收缩期，冠状微循环血流量急剧减少。快速射血期，主动脉血压快速升高，由于冠状动脉发自升主动脉根部，此时冠状动脉血压随主动脉血压升高而升高，冠脉血流量增加。减慢射血期，虽然心肌收缩对冠状微循环小动脉的压迫仍然存在，但冠脉微循环血流量随着主动脉和冠状动脉血压下降而有所下降。心室舒张期，虽然冠状动脉血压下降，但对冠状动脉的压迫被解除，冠脉微循环血流量快速增加，在舒张早期达到高峰，然后逐渐回降。因此，冠脉微循环血流量取决于心室收缩力、心室舒张期的长度、舒张期动脉压以及末端微循环血管的数量与扩张程度。

由于左心室的肌肉比右心室厚，收缩更有力，对冠脉微循环的压迫作用更强。同时，血流从心脏外表面留到心内膜下微循环及其吻合侧支的距离和时间更长，所以左心室更容易发生缺血性损伤。左心室收缩期对冠脉微循环血流量的贡献仅为舒张期的 20%～30%，当心率明显加快时，心室舒张期缩短，可加重冠脉微循环缺血。

2. 灌注压高　为了减轻心肌收缩对血管的压迫作用，冠脉微血管的血压和血液灌注压必须维持在较高水平。冠状动脉直接开口于升主动脉根部，其起始部位的血压等于主动脉压，是抵消心肌收缩对冠脉微血管的压迫、保证冠脉微循环血液灌注的重要保障。

3. 血流量大、气体和物质交换率高　为了保障全身的血液供应，心脏必须不间断、高强度地舒张和收缩，决定了冠脉微循环血液灌注量大、血氧被组织摄取比率高、毛细血管内外物质交换总量大。正常成年人心脏重量为 240～270g，约占体重的 0.5%。但在静息状态下，冠脉微循环血液灌注量约为每 100g 心肌 60～80ml/min，冠脉微循环总灌注量占心输出量的4%～5%。与心功能强大的储备力相适应，如果各种调节机制发挥最大综合效应，冠脉微循环总灌注量可达到安静时的 5 倍左右。静息状态下冠脉微循环血液灌注量与最大灌注量之间的差值称为冠脉血流储备，正常情况下可达 4 倍以上。因此，只要同级冠脉血管总面积下降小于 70%，静息状态下患者并不引发心肌缺血症状。

由于心肌细胞富含肌红蛋白，所以心脏组织摄氧能力强。正常人动脉氧含量约 20ml/100ml 血液，冠状静脉氧含量约 6ml/100ml 血液，动静脉血氧含量差约 14ml/100ml 血液，约 70% 血氧被心肌组织摄取，而多数其他组织器官血氧被摄取率仅为 25%～30%。由于在安静时，冠脉循环血氧被摄取率高，当机体进行剧烈运动、心肌耗氧量显著增加时，心肌难以通过提高从单位血液中摄取更多氧而进行代偿，心肌主要靠扩张冠脉小、微动脉和增加血液流速来提高微循环灌注量，以满足增加的心肌氧需求。

4. 冠脉微循环在全身有效循环血液分配中处于优先地位　全身缺血时，心、脑以外的血液循环系统发生以下变化：①交感神经强烈兴奋和大量缩血管物质释放，引起皮肤、肌肉、腹腔内脏等器官的动脉收缩，在维持血压的同时，减少这些组织器官的血液供应，以保障心、脑血液需求；②微静脉、小静脉、肝窦、脾窦和脾小梁等的平滑肌收缩，减少血管床容量，迅速增加回心血量和有效循环血量；③小动脉、微动脉收缩强于微静脉和小静脉，使毛细血管内流体静压降低，组织液进入血管，进一步增加回心血量。

在尽量增加回心血量的基础上，心、脑以外的小动脉痉挛收缩，可保障主动脉血压。上述代偿适应性变化有助于冠脉系统的血液供应，因为冠脉微循环的神经、体液、物理调节机制和敏感性，与皮肤、骨骼肌和腹腔内脏的血管相比，存在显著差异。例如，交感神经兴奋，使心、脑以外的血管收缩，但冠脉微血管包括微循环的微动脉、毛细血管括约肌和微静脉平滑肌扩张。心肌缺血时，腺苷、乳酸、前列环素等局部扩血管物质分泌增加。

二、冠脉微循环易发生功能障碍的解剖学基础

1. 冠脉微动脉垂直穿越心室壁　冠脉微循环的小分支主要以垂直于心脏表面的方向穿入心肌组织，沿途发出冠脉微循环的小动脉，最后在心内膜下层连接成网。

2. 冠脉微循环毛细血管丰富　心肌能量代谢主要靠有氧代谢，线粒体占心肌细胞体积的45%，为了保证氧的供应和快速物质交换，心肌组织内毛细血管的密度显著高于其他组织，毛细血管的数量几乎与心肌纤维数相等，每平方毫米心肌组织内可见 2 500～3 000 根毛细血管。严重心脏肥大时，血管新生程度无法满足心肌肥大后的更大的血液需求，是心肌缺血慢性加重的重要机制。

3. 侧支循环的吻合支细小　人冠状小动脉之间存有吻合侧支连接，主要分布在心内膜。但与其他组织相比，正常人冠脉小动脉侧支细小，血流量很少。急性冠状动脉阻塞时，无法建立有效的侧支循环，是急性心肌梗死高发的因素之一。但在冠脉慢性狭窄时，吻合侧支可发生重构并使管腔逐渐扩大，建立有效的侧支循环，起到一定的代偿作用。

第三节　冠脉微循环的调节

冠脉微循环对机体最重要的缩血管神经（交感神经）和体液（肾上腺素和去甲肾上腺素）调节敏感性较低，且使血管收缩的 α 肾上腺素受体主要分布在前微动脉（直径为 100～350μm）。直径在 100μm 以下的血管对局部代谢产物的扩血管作用比较敏感，而且所含肾上腺素受体主要是使血管舒张的 β₂肾上腺素受体。冠脉微循环调节的主要目的是保障心肌供血，在全身有效血容量下降时，优先获得血液供应。因此，冠脉微循环总体上对缩血管的调节机制不敏感，对扩血管的调节机制相对敏感。

调节冠脉血流量的因素有物理因素、代谢因素、神经因素、全身和局部的体液因素，最重要的是局部代谢因素，即心肌组织内的代谢产物水平，神经和激素的调节作用是次要的。心肌收缩的能量来源几乎唯一地依靠氧化代谢。在安静状态时，冠脉循环血氧被摄取率达 65%～70%，心肌无法从单位血液中显著提高氧的摄取量。当耗氧量相应增加时，机体主要通过冠脉血管舒张，增加冠脉血流量来满足心肌对氧的高需求。研究表明，冠脉血流量与心肌代谢水平成正比，这种关系在移植的心脏仍然存在，因此是非神经依赖性的。代谢因素主要通过调节微循环而起作用，特别是腺苷，具有强烈的舒张微动脉的作用。

一、神经调节

心脏同时受交感神经和迷走神经的双重支配，两者均同时作用于心肌和血管平滑肌，但交感神经和迷走神经的作用相反。交感神经兴奋的总效应是使冠脉微循环血流量增多。交感神经兴奋时，通过激活冠脉微循环小动脉（直径为 100～350μm）中平滑肌的 α 肾上腺素受体，使之收缩，但是交感神经末梢在冠脉小动脉密度小，因此，交感神经兴奋时对冠脉小动脉的收缩作用小。另外，通过激活直径小于 100μm 的肌性血管和毛细血管括约肌上的 β₂ 肾上腺素受体，使冠脉微血管扩张。同时，交感神经激活 β₁ 肾上腺素受体，显著提高心率和心肌收缩力，使心脏活动加强，耗氧量增加，代谢产物增多，继发性引起冠状微血管舒张。交感神经对冠脉小、微血管的综合作用是舒张作用。

心迷走神经节后纤维末梢释放的乙酰胆碱作用于心肌细胞和冠脉血管平滑肌细胞膜的 M 型胆碱能受体，抑制腺苷酸环化酶，导致细胞内 cAMP 浓度降低，肌质网释放 Ca^{2+} 减少。一方面导致心率减慢，心肌收缩能力减弱，心肌耗氧量降低，心肌代谢产物减少，代谢产物对各级冠脉血管的扩张作用减弱；另一方面直接扩张冠脉系统的各级血管平滑肌和毛细血管括约肌。但迷走神经对冠脉和左心室肌的作用均较弱，对冠脉血流量的调节作用较小。

二、体液调节

（一）心外来源的体液因素对冠脉微循环的调节

1. 肾上腺素和去甲肾上腺素　主要来源于肾上腺髓质。血管上 α 肾上腺素受体激动引起皮肤、黏膜、内脏血管收缩，维持血压，维持全身血压和冠状动脉灌注压。β₂ 肾上腺素受体激动引起冠脉血管扩张、心率增快和心肌收缩力加强，心输出量增多。去甲肾上腺素与交感神经末梢释放的去甲肾上腺素是同一物质，因而对冠脉微循环的作用也相同。

2. 肽类血管活性物质

（1）血管紧张素：血管紧张素（Ang）包括 Ang Ⅰ、Ang Ⅱ、Ang Ⅲ、Ang Ⅳ、Ang1-7 和 Ang1-9 等多肽激素。其中，Ang Ⅰ 是其他成员的前体，无生物活性；Ang Ⅱ 和 Ang Ⅲ 均有缩血管作用，但 Ang Ⅲ 的作用仅为 Ang Ⅱ 的 10%～20%；Ang Ⅳ、Ang1-7 和 Ang1-9 具有扩血管作用，但 Ang Ⅱ 和 Ang Ⅲ 的作用显著强于 Ang Ⅳ、Ang1-7 和 Ang1-9。

（2）血管升压素：血管升压素是由下丘脑视上核和室旁核神经元分泌的九肽激素，正常情况下，10%～20% 被快速释放入血，激活冠脉微循环平滑肌的 V1 受体，提高胞内 Ca^{2+} 水平，产生缩血管效应，减少冠脉微循环血液灌注量。

（3）内皮素1：内皮素1是由21个氨基酸组成的生物活性多肽，由血管内皮细胞合成，其受体主要分布于血管平滑肌，对冠脉血管具有强烈的收缩作用。

（4）降钙素基因相关肽：降钙素基因相关肽由37个氨基酸残基组成，广泛存在于心肌和心内小血管，是最强烈的冠状小血管舒张物质之一，其舒张血管作用与其抑制细胞外钙内流和细胞内钙池的钙释放等作用有关。

（5）其他血管活性调节肽：已发现30多种血管活性调节肽，尾升压素、肾上腺髓质素、缓激肽、心房钠尿肽、阿片肽等均对微循环有调节作用，但它们对冠脉微循环明确具体的调节作用及其机制尚待进一步阐明。

3. 脂类血管调节因子 最主要的脂类血管调节因子包括前列腺素（PG）、血栓素 A_2（TXA_2）、白三烯（LT）和脂氧素（LX），它们都是花生四烯酸代谢产物。磷脂酶 A_2 水解磷脂产生花生四烯酸，花生四烯酸在环氧酶的作用下，生成 PG 和 TXA_2。在脂氧酶的作用下，生成 LT 和 LX。几乎所有组织都是花生四烯酸代谢产物的合成和效应组织，其中 PGD_2、PGE_2、PGI_2、LXA_2 和 LXB_2 具有舒张血管的作用，PGF_2、TXA_2、LTC_4、LTD_4 和 LTE_4 具有收缩血管的作用（图 3-1）。

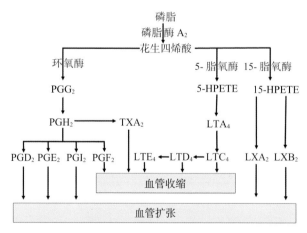

图 3-1 花生四烯酸代谢产物的血管调节作用

PG，前列腺素；LT，白三烯；LX，脂氧素；5-HPETE，5-羟过氧化二十碳四烯酸；15-HPETE，15-羟过氧化二十碳四烯酸。

4. 细胞因子　许多细胞被刺激后，可合成并分泌的具有广泛生物学活性的小分子可溶性蛋白质。细胞因子种类繁多，包括免疫 / 炎症细胞分泌的白细胞介素、干扰素、肿瘤坏死因子超家族、趋化因子等；脂肪细胞分泌的瘦素、脂联素等；内皮细胞、表皮细胞、纤维母细胞、血小板等细胞分泌的生长因子等。许多细胞因子通过内分泌和旁分泌途径，作用于靶细胞上的相应受体，直接或者间接引起血管扩张。

（二）冠脉微循环的自我调节

不同脏器的微循环对全身有效循环血量的减少和血压下降产生不同的反应。在心、脑以外的微循环，随着血压下降，微血管收缩，微循环灌注量下降，且呈线性正相关，这种压力 - 血流调节方式称为被动调节。在冠脉微循环，全身血压轻度下降时，微血管收缩，微循环灌注量随着轻度下降，但当微血管收缩到一定程度时，微血管不再随着血压下降而收缩，甚至轻度扩张，使微循环灌注量在一定水平上保持稳定，在全身血压 - 冠脉微循环灌注量相关曲线上表现为一个平台期，平台期实际上是一个代偿期，直到血压进一步下降，超过局部代偿能力时，微循环灌注量才再次出现明显下降，压力 - 血流的这种调节方式称为微循环的自我调节。自我调节的机制包括局部代谢性调节、旁分泌和自分泌调节、局部反射性调节（自律性调节）。

1. 代谢产物调节　组织器官对血流的需求取决于相应组织器官的代谢水平，代谢水平越高，血液灌注需求越高，心脏活动加强时，局部心肌组织代谢产物如腺苷、二氧化碳、乳酸、氢离子、钾离子等增多，而氧分压下降，使冠脉微动脉和毛细血管前括约肌舒张，增加单位时间内冠脉微循环灌注量，改善血氧供应并加快代谢产物外运。

（1）腺苷：冠脉微循环血氧被摄取率高，在冠脉微循环血氧无法满足心肌活动的需要时，心肌细胞无法通过提高血氧利用率进行代偿，转而对ATP 所含的能量进行彻底利用，随着 ATP 生成减少和能量被利用，ATP按 ATP → ADP → AMP →腺苷的顺序被逐级分解，导致组织中腺苷浓度升高。腺苷对冠脉微动脉和心肌的作用分别由 A_2 和 A_1 受体介导。A_2 受体位于血管平滑肌细胞膜，为兴奋性受体，与兴奋性 G 蛋白偶联，激活平滑肌内的腺苷酸环化酶，使 cAMP 升高，引起平滑肌舒张，扩张的冠脉微动脉增加冠脉微循环血液灌注。A1 受体为抑制性受体，在心肌细胞膜表达，与抑制性 G 蛋白偶联，拮抗交感神经和儿茶酚胺对心肌功能的加强作用，从而降低心脏对血液的需求。所以，腺苷可从增加冠脉微循环的血液供给和减少心肌对冠脉微循环血液灌注量的需求两方面调节冠脉微循环，在全身血压在 50～200mmHg 范围内变动时，能够维持较为恒定的冠脉微循环灌注，保持心肌能量产生与需求的稳态平衡。腺苷的半衰期很短，所以只在被产生的组织局部调节微循环。

（2）酸中毒：微循环缺血、缺氧，导致局部二氧化碳、乳酸等代谢产物蓄积，引起酸中毒，进而引起冠脉微动脉扩张。研究表明，血管平滑肌 ATP 敏感性钾通道开放是酸中毒扩张冠脉微动脉的机制。另外，去除血管内皮细胞并不影响氢离子对冠脉微动脉的扩张作用，说明该作用与血管内皮细胞无关。

2. 血管内皮细胞和平滑肌细胞的旁分泌与自分泌作用　血管内皮细胞合成和释放多类血管活性物质，其中前列腺素、内皮素和细胞因子可被吸收入血，随血液循环作用于远隔组织器官，也可在局部发挥旁分泌和自分泌作用。但其产生的气体小分子活性物质都是不稳定化合物，由于具有高度活跃的化学活性，半衰期非常短，主要在其合成的局部发挥作用。

内皮细胞产生的气体血管调节物质包括一氧化氮（NO）、一氧化碳（CO）和硫化氢（H_2S）。平滑肌细胞仅产生 CO 和 H_2S。NO、CO 和 H_2S 都具有血管舒张功能。NO 是最主要的气体小分子，是维持各级冠状动脉舒张反应的重要物质。冠状动脉血管内皮细胞内的内皮型一氧化氮合成酶通过水解 L- 精氨酸产生 NO，NO 具有高度脂溶性，迅速扩散至内皮下的血管平滑肌细胞并激活胞内的可溶性鸟苷酸环化酶，使胞内 cGMP 水平升高，降低细胞内游离钙浓度，引起血管舒张。冠脉血管内皮细胞化释放的 NO 通过舒张血管平滑肌和毛细血管括约肌，降低微循环前阻力，增加血管横截面，减轻和避免冠状微循环缺血，保证心脏充足的供血，防止冠心病的发作。

几乎所有组织细胞都能合成和释放 CO。血红素加氧酶以血红蛋白和肌红蛋白的分解产物血红素为底物，在细胞内合成 CO，CO 舒张血管的机制包括增高胞内 cGMP 水平，松弛血管平滑肌；刺激钾通道开放，促进细胞内钾离子外流到细胞外，引起细胞膜超极化，抑制平滑肌细胞收缩。

H_2S 作用于 ATP 依赖的钾通道，促进细胞内钾外流到细胞外，使平滑肌细胞膜超级化。血管内皮细胞和血管平滑肌细胞内均表达胱硫醚 γ 裂解酶，调节血管活性的 H_2S 主要由该酶在血管组织内作用生成。

（三）冠脉微循环障碍的恶性循环

1. 血管细胞损伤，对调节因素无反应　微循环障碍导致的缺血与缺氧、缺血 - 再灌注损伤、酸中毒和有毒代谢产物蓄积等，损害血管内皮细胞和平滑肌细胞，造成细胞死亡或功能低下，无法对调节信号做出有效反应，表现为调节机制失灵，如受损细胞缺乏受体或者缺乏对调节刺激做出功能改变的效应蛋白等。

2. 无复流现象　毛细血管是微循环的重要组成部分，但同时又是唯一没有平滑肌血管、缺乏对微循环因素做出有效反应的效应器。血管内皮细胞损伤引起的内皮细胞坏死和细胞间隙增大，引起毛细血管壁通透性增高，毛细血管内水和蛋白质渗出到血管外，使血管外流体静压和胶体渗透压升高，导致组织液回流障碍，组织水肿，从血管外压迫微血管，降低微血管腔径，甚至使微血管闭塞，加重微循环障碍。

血浆渗出引起血液浓缩和血液黏度升高、血管内皮细胞损伤肿胀、炎症刺激使白细胞黏附于血管壁和微血栓形成，均可从血管内部缩小微血管腔径，甚至阻塞微血管。此时即使全身和冠脉大、中血管血流恢复，受累的冠脉微循环亦无法恢复血流。因此，冠脉微循环调节的感应器和效应器主要在血管壁，但微血管外压力升高和血管内狭窄阻塞也是影响微循环血流量的重要因素。

（陈思锋）

参考文献

[1] 王挺槐. 生理学 [M]. 北京：人民卫生出版社，2018.

[2] 王建枝，钱睿哲. 病理生理学 [M]. 北京：人民卫生出版社，2018.

[3] 王建枝，吴立玲，陈琪. 疾病机制 [M]. 北京：人民卫生出版社，2019.

[4] SLOVINSKI A P, HAJJAR L A, INCE C. Microcirculation in cardiovascular diseases[J]. J Cardiothorac Vasc Anesth, 2019, 33(12): 3458-3468.

[5] XU J, LO S, JUERGENS C P, et al. Assessing coronary microvascular dysfunction in ischaemic heart disease: little things can make a big difference[J]. Heart Lung Circ, 2020, 29(1): 118-127.

[6] JAFFE R, CHARRON T, PULEY G, et al. Microvascular obstruction and the no-reflow phenomenon after percutaneous coronary intervention[J]. Circulation, 2008, 117(24): 3152-3156.

[7] ZUCHI C, TRITTO I, CARLUCCIO E, et al. Role of endothelial dysfunction in heart failure[J]. Heart Fail Rev, 2020, 25(1): 21-30.

[8] LIU Y, GUTTERMAN D D. Vascular control in humans: focus on the coronary microcirculation[J]. Basic Res Cardiol, 2009, 104(3): 211-227.

第四章

冠状动脉微血管疾病的定义和评估方法

第一节　冠状动脉微血管疾病的定义变迁

心外膜冠状动脉阻塞性疾病被公认为心绞痛的病因已有两个多世纪，确认急性血栓形成引起的心外膜冠状动脉闭塞为急性心肌梗死的主要原因也有一百多年。长期以来，心血管领域集中于对心外膜冠状动脉疾病诊断和防治的研究。冠状动脉微血管的结构及功能不能为常规冠状动脉血管造影技术显示，因此，冠状动脉微血管疾病的临床意义并没有如心外膜血管病变那样在医学实践中得到足够重视。

然而，随着介入心脏病学的迅速发展，人们认识到整个冠状动脉循环的结构和功能，包括微循环和心外膜冠状动脉，均会影响患者的症状和预后。1967 年 Likoff 等首次报道 15 名女性患者，有典型劳力性心绞痛症状且心电图运动平板试验阳性，但冠状动脉造影正常；1973 年 Kemp 将其命名为心脏 X 综合征；1985 年 Cannon 等提出了微血管性心绞痛（microvascular angina）的概念，认为冠状动脉微循环对收缩刺激高度敏感，导致微血管扩张能力受限，肌壁间冠状动脉微血管功能障碍可能是该综合征的发病原因。1997 年 "心脏 X 综合征" 列入欧洲《ESC 稳定型心绞痛诊治指南》。

之后二十多年来，大量侵入性和非侵入性冠脉生理评估使我们更好地了解到冠状动脉微血管功能障碍（coronary microvascular dysfunction）与心肌缺血密切相关。在很多文献中，"微循环功能异常"（microcirculatory dysfunction）也经常出现，体现出这一疾病名称的多样性。2012 年欧洲一项包括 11 223 例稳定型心绞痛患者的 7.5 年随访研究显示，入院时近 1/3 的男性和 2/3 的女性患者冠状动脉造影未发现阻塞性冠状动脉疾病；但无论男性或女性，冠状动脉造影显示正常和非阻塞性冠状动脉病变的心绞痛患者的主要心血管事件和全因死亡率显著高于无心绞痛症状的正常对照人群；研究者推测，微血管功能障碍可能是导致这些患者不良预后的重要原因。2017 年我国专家组认为，"微血管功能障碍"一词未能涵盖微血管结构异常，因此建议命名为"冠状动脉微血管疾病"（coronary microvascular disease，CMVD），并定义为在多种致病因素的作用下，冠状前小动脉和小动脉的结构和 / 或功能异常所致的劳力性心绞痛或心肌缺血实验室证据的临床综合征。目前国际上多部指南包括《美国 ACC/AHA 非 ST 段抬高型急性冠脉综合征患者管理指南》《日本血管痉挛性心绞痛（冠脉痉挛性心绞痛）诊断和治疗指南》等，均指出 CMVD 不仅在稳定性冠心病中发挥作用，而且在急性冠脉综合征、介入操作导致的慢血流等医源性心肌缺血的发生中起重要作用；此外，CMVD 还可继发于其他基础心脏疾病或系统性疾病，如各种心肌病、瓣膜病等。

此外，随着冠脉造影和介入治疗技术的普及，心外膜阻塞性疾病的治疗效果逐渐改善，临床医生对非阻塞性冠状动脉疾病的认识越发重视。自 2016 年至今，ESC 和 ACC/AHA 的相关指南中提出冠状动脉非阻塞性心肌梗死（myocardial infarction with non-obstructive coronary artery disease，MINOCA）和缺血伴非阻塞性冠状动脉疾病（ischemia with non-obstructive coronary artery disease，INOCA）的概念。MINOCA 是一组异质性疾病，可由多种病因引起，包括斑块破裂、冠状动脉痉挛、冠脉血栓栓塞、冠状动脉夹层、Takotsubo 综合征、微血管痉挛等，其中斑块破裂是 MINOCA 的常见原因，CMVD 在其中也起着重要作用。而 INOCA 的发生可能与冠状动脉微血管疾病、冠状动脉粥样硬化合并痉挛、斑块炎症反应、心脏自主神经系统调节异常、血小板及凝血功能异常有关，其中 CMVD 是 INOCA 的主要发生机制之一。

结合既往指南与文献，本书建议将 CMVD 分为原发性和继发性两类，其中继发性 CMVD 是指微血管结构和功能异常与阻塞性冠状动脉疾病、心肌肥厚、瓣膜病、医源性微循环栓塞等有关，治疗时常需针对基础心脏疾病进行；而原发性 CMVD 是指具有心肌缺血的症状和客观依据，但没有阻塞性冠状动脉疾病，且具有冠状动脉微血管功能受损的证据，并排除其他特定基础心脏疾病或医源性疾病引起。

（葛均波　黄　东）

第二节　冠状动脉微血管疾病的无创诊断方法

　　冠状动脉微血管疾病（coronary microvascular disease，CMVD）已经成为继动脉粥样硬化和冠脉痉挛之后，第三种引发缺血性心脏病的发生机制，但直到近 20 年才逐渐被人们所认知。长期以来，国内外学者对CMVD 的诊断和治疗尚无权威的统一定论，针对该病的各项检查及其诊断标准也在不断探索中。2017 年中华医学会心血管病学分会的专家共识对CMVD 提出了诊断建议，强调了 CMVD 的诊断除应结合不同的临床表现外，还依赖于各项有创和无创检查对心肌灌注缺损的探查。量化心肌灌注是评价 CMVD 的基础，在排除心外膜下冠状动脉狭窄和血管痉挛的前提下，心肌灌注缺损的存在是诊断 CMVD 最重要的依据。本文旨在阐述以量化心肌灌注为基础的无创 CMVD 影像学诊断技术（表 4-1）。

表 4-1　无创心脏成像方式及其优缺点

成像方式	成像技术	优点	缺点
PET	首过负荷灌注显像,后静息灌注显像	· 非梗阻性冠心病患者最有效的 MBF 定量方法 · 拥有广泛的预后数据 · 可分段测量冠状动脉 MBF · 放射性示踪剂的半衰期较短,辐射暴露相对较低 · 不受肾功能障碍影响 · 良好的重现性和准确性 · PET/CT 可以对冠状动脉进行解剖学评估	· 有辐射 · 价格昂贵 · 技术尚未广泛应用
SPECT	首过负荷灌注显像,后静息灌注显像	· 比 PET 和 CMR 应用范围更广	· 需要新一代摄像头 · 在非阻塞性冠心病患者中缺少验证 · 辐射暴露量高

成像方式	成像技术	优点	缺点
CMR	动态首过负荷灌注显像，后静息灌注显像	· 无辐射 · 卓越的空间分辨率 · 可同时完成组织学评估 · 经侵入成像和 PET 验证，一致性好	· 价格昂贵 · 技术没有广泛应用 · 预后数据少 · 患者因频繁屏气和检查时间长而感到不适 · 肾功能衰竭禁用
TTDE	多普勒脉冲在左前降支近端成像	· 可床边操作 · 风险最小 · 无辐射 · 相对便宜 · 与有创冠状动脉内多普勒相关性好	· 依赖操作者的经验 · 肥胖或肺部疾病的患者成像不良 · 与 PET 相关性差 · 在非阻塞性冠心病中研究数据非常有限
MCE	动态再灌注显像	· 可床边操作 · 风险最小 · 无辐射 · 相对便宜	· 微泡未获 FDA 批准用于灌注显像 · 依赖操作者的经验 · 肥胖或肺部疾病的患者成像不良 · 很少有针对 CMVD 的验证研究
CT	动态首过负荷灌注显像，后静息灌注显像	· 可同时行冠状动脉解剖结构和灌注功能评估	· 定量灌注成像只能在高辐射动态灌注成像中进行 · 有辐射 · 存在对比剂肾病和过敏反应的风险 · 肾功能障碍患者禁用 · 非阻塞性冠心病禁用 · 应用范围有限 · 碘对比剂可致血管扩张导致 MBF 高估

注：PET，正电子发射型断层扫描；SPECT，单光子发射计算机断层扫描；CMR，心脏磁共振；TTDE，经胸多普勒超声心动图；MCE，心肌声学造影；CT，计算机断层扫描。

一、CMVD 的评价指标

冠状动脉微循环系统主要指冠状前小动脉和小动脉，其内径均小于 500μm，不能直接通过冠状动脉造影显示。虽然心内膜心肌活检可观察其病理改变，但因具有侵入性，且不能评估微循环功能，所以临床应用价值有限。目前评估冠状动脉微循环主要依赖于冠状动脉血流量（coronary blood flow，CBF）和冠状动脉血流储备（coronary flow reserve，CFR）检测。CFR 是指 CBF 或心肌血流量（myocardial blood flow，MBF）在冠状动脉最大扩张与基础状态时的比值，是测量整个冠状动脉系统储备功能的整体指标。在冠心病患者中，CFR 的程度与心外膜狭窄的严重程度直接相关，而在冠状动脉造影正常的人中，CFR 减少的程度是微血管功能障碍的标志。CFR 的正常值在很大程度上取决于检测技术，但大多数研究认为 CFR < 2.0 是缺血的标志。在无创影像学检查过程中，CFR 的测量是通过心肌灌注的变化来实现的，而不是通过心外膜冠状动脉，故又称为心肌灌注储备（myocardial perfusion reserve，MPR）。

二、CMVD 的非侵入性检查

（一）正电子发射型断层扫描

正电子发射型断层扫描（positron emission tomography，PET）通过量化心肌放射性核素示踪剂的摄取来实现 MBF 评估，是定量 MBF 和评估冠状动脉微循环障碍最有效的成像方式，是评估心肌灌注的"金标准"。PET 常用的显像剂有 ^{13}N- 氨水、^{15}O-H$_2$O 和 ^{82}Rb 等，静脉注射放射性标记的示踪剂后，使用动态 PET 扫描获得图像，进而绘制出示踪剂在心肌中的时间 - 放射活动曲线，由于放射性核素信号强度与 MBF 之间的线性关系，可准确计算每克心肌单位时间的 MBF，充血与静息状态下的 MBF 比值即 MPR。Ziadi 等研究发现，MPR < 2.0 的心肌缺血患者较 MPR > 2.0 的患者不良事件发生率增加了 1 倍以上。非冠心病患者 PET 检测出的 MPR 异常与微量肌钙蛋白的增加相关，并且也是主要不良心脏事件的独立预测因子。PET 的研究还有助于扩大在各种临床环境中对 CMVD 的理解。在 2 型糖尿病患者中，CMVD 程度与血管损伤的程度平行，CMVD 是糖尿病患者心血管死亡率的一个强有力的独立预测因子。肥厚型心肌病中存在基因突变的患者 CMVD 和心肌纤维化的发生率均显著高于非基因突变患者，且严重的 CMVD 是左室重构和收缩功能障碍的一个强有力的预测因子。

心脏 PET 显像作为非侵入性诊断方法，具有较高的诊断精确性。但由于空间分辨率的限制，PET 不能准确地量化血管扩张剂诱导的心外膜到心内膜下的灌注梯度。另外，辐射暴露与高成本也是 PET 临床应用受限的原因。

（二）单光子发射计算机断层扫描

单光子发射计算机断层扫描（single-photon emission computed tomography，SPECT）是临床最常用的核素心血管成像手段，在指导临床治疗和评估预后等方面具有重要的作用。由于常见的碘化钠相机的灵敏度和时间分辨率较差，不能进行动态断层显像，在定量 MBF 方面受到限制。新的碲锌镉（CZT）半导体探测器具有极高的系统灵敏度，并且具有更高的空间分辨率。CZT 探测器的成像原理是将放射性核素示踪剂注入人体，核素发生衰变产生 γ 射线，γ 射线穿出人体后通过准直器被探测器探测到即为一个单光子事件，CZT 探测器直接将 γ 射线转化为电信号，然后进行图像重建，定量评估 MBF 和 MPR。Pazhenkottil 等选取 26 例患者采用 PET 测定 MBF 和 MPR，并在 2 周内行一日法 ^{99m}Tc- 替曲膦腺苷负荷 / 静息 SPECT 心肌灌注显像，证实 SPECT 与 PET 具有较好的一致性。SPECT 可以检测影响整体心肌灌注的因素，如 CMVD 或冠状动脉多支血管病变，较局部心肌灌注评估具有更高的诊断和预后价值。

尽管 SPECT 是目前临床应用最多的评估心肌灌注的方法，但是仍存在影响其临床应用的缺陷，如 γ 射线穿过人体时易发生偏移，导致成像模糊；相邻组织或背景会使 γ 射线放射性被截断，造成定量误差。因此，还需要更大规模的多中心研究来改进 SPECT 成像技术，并与其他 CFR 定量成像方法进行比较，使之更好地服务于临床。

特别需要强调的是，无论 PET 还是 SPECT，都不能独立诊断 CMVD，须在其他影像技术排除心外膜下冠状动脉阻塞性病变的基础上才能诊断 CMVD。

（三）心脏磁共振

心脏磁共振（cardiac magnetic resonance，CMR）对 MBF 和 MPR 定量的价值已经在多项关于心外膜下冠状动脉狭窄和微血管性心绞痛的研究中得到证实。CMR 静脉注射钆对比剂后，通过心肌内对比剂信号强度的改变，评估患者心肌缺血和微循环阻塞情况。在 T_1 加权像中，正常心肌的信号强度随着首过灌注逐渐增强，随着对比剂洗脱逐渐减低，灌注不佳的心肌对比剂浓度低于灌注正常的心肌，表现为低信号和 / 或峰值延迟。利用此原理，可定性评估缺血位置和范围，还可以分别获得静息状态下和充血（负荷）状态下的时间信号曲线，得到上升斜率、峰值强度、达峰时间、平均通过时间等多个参数，从而分析负荷前后的灌注变化。由负荷前后的上升斜率得到 MBF 及 MPR，从而半定量评估负荷前后的心肌灌注和微血管功能。基于对比剂的动力学作用，利用费米函数反褶积等后处理方式还可通过时间信号曲线定量得到 MBF 和 MPR。Liu 等对 50 例伴有心绞痛的无阻塞性冠心病患者行 CMR 静息 / 负荷心肌灌注，提出在无可逆性灌注缺损的患者中 MPR < 1.4 可准确检出 CMVD，灵敏度为 89%，特异度为 95%，准确度为 92%。同时，CMR 在其他类型的 CMVD 诊断上体现出独特的优势。例如，糖尿病患者在负荷状态下心肌灌注减少、MPR 值减低，揭示微循环障碍是导致此类患者运动时能量缺乏加剧的原因，并且通过静息 / 负荷心肌灌注检测到可逆性缺血的糖尿病患者，其主要不良心脏事件发生率较高。对肥厚型心肌病患者定量评估静息 / 负荷状态下的心肌灌注情况，发现 MBF 减低可提示微循环障碍存在。扩张型心肌病患者因血管结构和内皮功能异常、毛细血管密度减低会出现微循环缺血，CMR 可有效识别这些患者的微循环障碍，而微循环障碍的存在是主要不良心脏事件的独立预测因子。无冠状动脉阻塞的主动脉狭窄患者，MPR 的降低可提示其心绞痛症状与微循环障碍有关。急性心肌梗死患者行血运重建后，由于微循环阻塞（microvascular obstruction，MVO）的存在出现"无复流"区，严重影响患者预后。Van 等对 1 025 例冠脉介入术后的急性心肌梗死患者行钆对比剂增强检查，发现 MVO 是主要不良心脏事件的独立预测因子，并且通过钆对比剂造影检测出的 MVO 预后价值优于冠脉造影发现的"无复流"。

近年来，参数定量成像的快速发展使其在 CMVD 诊断的应用也越来越多。该技术能将心肌组织中不同的 T_1、T_2、T_2^* 的弛豫时间量化，在每一个体素中用不同的颜色编码，从而突出组织的病理特征，若结合使用顺磁性造影剂还可增强心肌信号变化的对比度。Liu 等的研究发现，无论是视觉、半定量还是定量方法来评估冠脉微血管功能，负荷平扫的 T_1 mapping 优于钆对比剂的首过灌注，并且可重复性较高。因 MVO 导致的组织内水含量减少，T_2 值缩短，T_2 mapping 可以更敏感地显示出梗死、水肿的高信号心肌中有低信号核心。相对而言，T_2^* 弛豫时间对水肿没有 T_2 弛豫时间敏感，T_2^* mapping 因红细胞的外渗和聚集能更直观地识别出急性心肌梗死中的心肌出血，显示为低信号核心，对患者预后的评估更有意义。

CMR 成像空间与组织分辨率高、无电离辐射，更适合对患者进行直观、长期的监测。CMR 多参数成像，具有丰富的序列和强大的后处理技术可供选择，即使钆对比剂禁忌的患者，也有其他备选的参数定量成像序列来替代。但 CMR 扫描时间长，不可床旁操作，对患者的体内植入物和心理状态有一定要求。钆对比剂对肾功能异常的患者可能会发生肾源性系统性纤维化。CMR 的后处理除了人工智能辅助外，必要时需手工调整感兴趣的心肌区域，此过程容易出现偏差，耗时耗力。

（四）经胸多普勒超声心动图

经胸多普勒超声心动图（transthoracic doppler echocardiography，TTDE）可用于评估心外膜下冠状动脉血流速度（coronary blood flow velocity，CBFV）。CBFV 的模式是双相的，舒张期大于收缩期，因此通常只测量舒张期分量。CBFV 储备是在药物负荷（腺苷或双嘧达莫）后，峰值流速与基线流速的比值。TTDE 测定 CBFV 储备一般在冠状动脉左前降支远端进行，这是因为左前降支较其他冠状动脉分支更靠近胸壁，更容易显示。左前降支冠状动脉的 TTDE 在 > 90% 的患者中是可行的，使用静脉造影剂后在近 100%的患者中是可行的，并且与有创测量方法——冠状动脉内多普勒超声获得的血流速度显示出良好的一致性。由于固有的解剖位置与分辨率差等限制，后降支与回旋支在 TTDE 显像的可行性差。Vajta 等在对 1 620 名疑似或确诊冠心病的患者行药物负荷超声心动图检查发现，左前降支的 CBFV 是强有力的独立预后预测因子，CBFV 值 > 2.17 是良性预后的指标。

TTDE 评估 CMVD 的优点包括无辐射、成本低、重复性好，可进行连续跟踪评估；局限性在于仅对左前降支冠状动脉评估可行，并且只能评估中到远段，需要超声医生具备丰富的操作经验，目前临床应用尚缺乏循证医学证据。

20世纪90年代初，冠状动脉介入术中引入多普勒血流导丝技术，该技术是评价冠状动脉微血管功能较可靠方法，通过测量冠状动脉的CBFV和CFR，评价狭窄病变远端的微血管功能。联合应用压力导丝，还可测出冠状动脉微血管阻力。该技术不仅对指导临界病变、多支病变、分叉病变等复杂病变的介入治疗具有重要意义，而且还可预测急性心肌梗死再灌注治疗后的心肌组织灌注水平、心室重构及心功能的恢复。

（五）心肌声学造影

心肌声学造影（myocardial contrast echocardiography，MCE）是将含有微气泡的超声造影剂注入外周静脉，进而通过多普勒超声成像的无创检查技术。MCE利用破坏再成像技术定量地检测微循环血流速度和血容量。简而言之，静脉注射微泡造影剂，达到稳定状态后，使用高强度超声脉冲（机械指数 > 0.3）破坏心肌中的所有微泡，破坏的一瞬间反射信号消失。随后微泡重新填充心肌，再使用低强度超声脉冲成像。根据微泡再填充情况来反映心肌微血管灌注情况。通过静脉连续注射微泡造影剂后描绘心肌感兴趣区域的时间 - 声强曲线，该曲线符合指数函数 $y=A(1-e^{-\beta t})$，其中 y 代表脉冲间隔 t 处的最大声强；A 是平台期信号强度，代表微血管血容量；β 是声强的上升速率（即平均微泡填充速度），代表心肌血流速度，二者乘积为MBF，由此可定量评估MPR。MCE被证明是鉴别急性心肌梗死患者介入或溶栓治疗后有无"无复流"现象的有用工具，MCE测定的MBF与PET测定的MBF显示出良好的一致性。Jain等利用MCE对Takotsubo心肌病患者进行连续随访观察发现，Takotsubo心肌病患者存在急性短暂性微血管功能障碍，局部室壁运动的恢复发生在微循环恢复之后。

MCE具有良好的时间和空间分辨率，成像质量高，可在静息和负荷状态下分别评估室壁运动和心肌灌注，提高了检测的灵敏度和特异度。其局限在于超声造影剂存在一定风险，可能出现严重不良反应；肥胖或肺疾病的患者，检查时可能出现伪影，近场中的微气泡破坏也可能导致漩涡状伪影，伪影会造成结果误判；超声心动图结果判读依赖于操作者的经验。

（六）计算机断层扫描

现有的计算机断层扫描（computed tomography，CT）心肌灌注成像技术包括静态成像和动态成像。静态 CT 灌注成像是在造影剂达峰值后分别在静息和负荷状态下进行扫描，根据首过阶段造影剂在心肌分布的特点来判断心肌血流的灌注情况。静态心肌灌注采用已获得的 CT 冠状动脉血管成像（CCTA）图像进行冠状动脉的形态学评估，不需要额外的采集时间和辐射。Rochitte 等发表的一项多中心研究显示，CCTA 联合 CT 心肌灌注成像可以正确识别冠状动脉血管造影中狭窄程度 >50% 以及 SPECT 中存在灌注缺损的患者，其 ROC 曲线下面积为 0.87，通过增加静态 CT 负荷灌注成像显著改善了 CCTA 的准确性。动态 CT 心肌灌注成像是唯一可以直接测量心肌灌注的 CT 技术，在注射对比剂后一段时间内获得多个连续的图像，然后根据心肌内对比剂浓度的动态变化绘制出时间 - 密度曲线，利用相应模型计算参数来定量评估心肌灌注状况。Greif 等对 65 例患者进行动态 CT 心肌灌注扫描并与有创 FFR 测量比较，发现 CCTA 和 CT 心肌灌注成像联用与单独应用 CT 心肌灌注成像相比，狭窄所致血流动力学检出率没有明显提高。最近一项关于动态 CT 心肌灌注成像的研究显示，灌注缺损的存在和数量与主要不良心脏事件发生率相关。

CCTA 仅能从解剖学上评估冠状动脉狭窄的严重程度，不能准确判断狭窄是否可引起功能性缺血。血流储备分数（FFR）是评估冠状动脉心外膜血管狭窄病变能否引起心肌缺血的"金标准"，但因其为有创性检查且费用高，限制了在临床上的广泛应用。基于冠状动脉 CT 的血流储备分数（FFR$_{CT}$）实现了无创条件功能学和解剖学的结合。FFR$_{CT}$ 以静息状态下采集的 CCTA 影像为基础，应用计算流体力学方法，模拟真实冠状动脉血流动力学特点，依据 Poiseuille 定律和 Navier-Stokes 方程计算 FFR。FFR$_{CT}$ 的计算无需改变 CCTA 的操作流程、药物应用和图像采集方式，也不会增加对比剂剂量和放射线剂量。目前临床研究多以 FFR ≤ 0.80 作为功能性缺血的诊断标准。研究显示，FFR$_{CT}$ 对于冠状动脉狭窄和缺血的评价与有创 FFR 相关性良好。同时，CCTA 联合 FFR$_{CT}$ 对引起缺血的冠状动脉病变进行检测和排除，可有效提高心肌缺血诊断的准确性。DISCOVER-FLOW、DeFACTO

等多个研究均已证实 FFR$_{CT}$ 较有创 FFR 能更准确地诊断和排除引起血流动力学异常的冠状动脉病变，尤其对于临界病变，显著提高了诊断的准确性与特异性，降低假阳性率，对 CMVD 的评估有重要的临床应用价值。

CT 可以在一次检查过程中对心肌和冠状动脉循环进行准确的解剖和功能评估，提供关于心外膜冠状动脉管腔和管外结构的信息。但仍存在局限性，如辐射暴露较高，增加慢性肾病患者患造影剂肾病的风险，碘化造影剂可能使血管扩张，导致高估冠脉血流量。

三、总结

《冠状动脉微血管疾病诊断和治疗的中国专家共识》指出，临床疑诊 CMVD 的患者，在排除心外膜下冠状动脉狭窄和痉挛病变后，应首先采用静脉注射腺苷或双嘧达莫的方法并选用 TTDE、CMR 或 PET 等无创性影像技术测量 MBF。MBF 的评估可提高原发性 CMVD 的诊断水平，还可以提高我们对全身炎症、心肌疾病以及射血分数保留的心力衰竭患者心脏受累的病理生理学的理解。尽管我们对 CMVD 机制的认知远远少于心外膜下冠状动脉梗阻性疾病，但心脏成像技术的进步将使我们能够更好地认识 CMVD，最终改进治疗方法，改善预后。未来，我们还需要探究 MBF 的无创性定量评估是否可应用于监测疾病进展及预测治疗获益等。

（赵世华　李云灵）

第三节　冠状动脉微血管疾病的有创诊断方法

实际上，到心脏导管室接受有创冠状动脉造影的大多数患者并没有获得相应的冠脉微循环无创性评估。比如在急性冠脉综合征患者中，对微循环进行无创性评估会给胸痛救治流程带来一定的挑战。因此，快速、可靠且较为容易地评估微血管功能的有创性技术在临床上往往必不可少。

一、CMVD 有创评估的病理生理学基础

因心绞痛或呼吸困难等症状而进行侵入性冠状动脉造影的人群中，不足 40% 诊断为心外膜阻塞性冠心病。因此，对于冠状动脉通畅的心绞痛患者很有可能患有由包括 CMVD 在内的冠状血管舒缩功能障碍引起的心肌

缺血。为了明确这一人群心肌缺血症状的确切病因，在冠状动脉造影期间进一步评估冠状动脉微循环是非常重要的。在最近的欧美指南和专家共识里推荐的介入诊断程序中，通过冠状动脉内多普勒血流导丝或温度稀释法测量冠状动脉血流储备（CFR）和微血管阻力（microvascular resistance，MVR）已被引入，同时允许冠状动脉造影时对腺苷引起的微血管舒张受损以及微血管对乙酰胆碱的高收缩反应性增加进行综合评估和诊断区分。

CMVD 的基本病理生理学涉及冠状动脉微血管对机械、代谢和神经体液因素的病理反应，导致舒张能力受损和 / 或收缩功能增强。因此，冠状动脉微血管功能的全面、有创性评估涉及微血管对血管扩张剂以及血管收缩剂反应的评估。由于冠状动脉微血管在血管造影中不直接可见，检测是基于对微血管功能的间接评估。微血管舒张功能通常通过在静息时以及使用冠脉或静脉内给予血管扩张剂（如腺苷或双嘧达莫）引起的药物充血测量 CFR 和 / 或 MVR 来评估。而微循环高收缩反应的标准化流程主要是使用乙酰胆碱的痉挛激发试验，关注患者的症状和心电图变化。

二、评价冠状动脉微血管功能的血管活性药物

冠状动脉微血管功能常通过检测冠状动脉微血管对血管扩张剂的反应来评估，常用的测量指标是 CFR，即冠状动脉微血管呈最大限度扩张时的冠状动脉血流量（coronary blood flow，CBF）与基础状态下 CBF 的比值。血管扩张剂包括内皮非依赖性血管扩张剂（主要作用于血管平滑肌细胞）及内皮依赖性血管扩张剂（主要作用于血管内皮细胞）。

临床上常用的血管扩张剂包括：

1. **腺苷** 腺苷是最常用的检测冠状动脉微血管功能的非内皮依赖性舒张血管的药物，静脉注射剂量为 140μg/（kg·min），冠状动脉内注射剂量为 2 ~ 16μg/（kg·min），注射时间为 1.5 ~ 6.0 分钟；常见的不良反应有房室传导阻滞或窦房传导阻滞导致的心动过缓及支气管痉挛；腺苷的半衰期很短，仅为 10 秒，不良反应可很快消失且可重复检测。

2. **双嘧达莫** 此药通过抑制腺苷降解而发挥作用，故药理作用类似于腺苷；静脉注射剂量为 0.56 ~ 0.84mg/kg；腺苷或双嘧达莫诱发的 CFR < 2.5，通常被认为是诊断 CMVD 的标准，但健康受试者的静息和负荷状

态下心肌血流量有显著变异性，因此临床上推荐 CFR < 2.0 作为判断微血管功能障碍的临界值。

3. 乙酰胆碱（acetylcholine，ACh） 最常用的检测内皮依赖性冠状动脉微血管功能的舒张血管的药物，但需要冠状动脉内注射，因此仅在有创性检查中使用；常见的不良反应有心动过缓、低血压及支气管痉挛，其半衰期约为 2 分钟。乙酰胆碱具有双重作用：通过刺激内皮细胞释放 NO 扩张血管；通过结合毒蕈碱样乙酰胆碱受体刺激平滑肌细胞收缩血管。在内皮功能正常的情况下，乙酰胆碱的血管扩张作用占主导地位，但如出现内皮功能异常，乙酰胆碱的血管收缩作用占有优势，从而可导致血管痉挛。2010 年日本循环器学会和 2013 年欧洲心脏病学会推荐的乙酰胆碱注射方法是，将乙酰胆碱溶于 5ml 37℃的生理盐水中，通过导管冠状动脉内剂量递增式注射，每次注射时间应长于 20 秒，两次注射间隔 5 分钟。左冠状动脉内注射剂量分别为 20μg、50μg、100μg，右冠状动脉内注射剂量分别为 20μg、50μg。我国研究表明，采用 10μg、30μg、60μg 的冠状动脉内注射乙酰胆碱递增剂量，每次间隔 3 分钟，可满足诊断需要，亦可减少并发症。每次注射乙酰胆碱 1 分钟后，应立即进行冠状动脉造影，明确有无心外膜下冠状动脉痉挛，同时观察心绞痛症状和心电图变化。如注射后未见心外膜下冠状动脉痉挛，但出现心绞痛症状和缺血型 ST-T 改变，可诊断为 CMVD，同时应立即冠状动脉内注射硝酸甘油或尼可地尔以对抗冠状动脉微血管痉挛。

4. 其他 冠状动脉微血管功能的完整评估还应包括微血管对收缩刺激的反应。这需要在有创性检查中进行冠状动脉内激发试验，因为心外膜血管显著收缩只能通过冠状动脉造影来排除。临床常用的血管收缩剂除了乙酰胆碱外，还有麦角新碱，主要通过血管平滑肌细胞上的 5- 羟色胺受体发挥强大的血管收缩作用，静脉注射剂量为 10 ~ 50μg，冠状动脉内注射剂量为 40 ~ 64μg，但其半衰期长达 30 分钟，有诱发弥漫性血管痉挛的风险，因此临床应用逐渐减少。

三、CMVD 的有创性检查方法

（一）选择性冠状动脉造影

临床上常通过选择性冠状动脉造影（coronary angiography，CAG）诊断冠状动脉狭窄，通过选择性地将造影导管置入冠状动脉内，根据显影剂在血管内成像判断冠状动脉是否存在狭窄病变。目前这一方法可从心外膜冠状动脉显影速度和心肌显影速度两个方面评价冠状动脉微血管功能。其原理是基于分析心肌内显影剂的时间和空间密度变化反映 CBF。

心外膜冠状动脉显影速度的评价指标包括两种方法：①心肌梗死溶栓治疗临床试验（TIMI）血流分级，TIMI（0～3级）广泛地用于评价心外膜下冠脉血流的通畅状态，但仅为半定量分析指标；②TIMI 计帧法（TIMI frame count，TFC），TFC 测量从冠状动脉开始显影至标准化的远端标记显影所需的帧数，虽然克服了 TIMI 血流分级半定量分析的缺点，但仍不能直接反映微血管的血流状态。

心肌显影速度的评价指标包括三种方法：① TIMI 心肌显影分级（TIMI myocardial blush grading，TMBG），分析显影剂进入心肌组织后心肌出现毛玻璃样显影的持续时间，据此分为 0～3 级，可作为反映冠状动脉微循环灌注状态的半定量指标；②心肌显影密度分级（myocardial blush grade，MBG），分析显影剂进入心肌组织后心肌显影密度的改变，然后分为 0～3级，可作为反映冠状动脉微循环灌注状态的半定量指标；③ TIMI 心肌灌注帧数（TMPFC），我国学者提出的这一指标，系测量从显影剂进入心肌至排空所需的帧数，可定量评价经皮冠状动脉介入术后即刻心肌的再灌注水平。

选择性冠状动脉造影技术的优点是在造影当时可对微血管功能即刻评价，技术可行，分析简便；在这些指标中，校正的 TIMI 帧数（corrected TIMI frame count，CTFC）增加（＞27帧）以及心肌染色分级下降（MBG ＜2级）都曾被认为是粗略但可靠的微血管阻力增加的表现；但这些基于血流显影速度的指标均受到冠状动脉灌注压和心率的影响，且不能准确地反映 CBF 和 CFR，因此不是评价微血管功能的准确指标。

（二）微循环舒张功能的评估

1. 温度稀释法　目前常用的方法是使用带有温度感受器的压力导丝进行测量。通过 3ml 室温盐水弹丸式通过指引导管冠状动脉内注射，由温度稀释曲线可记录到冷盐水离开指引导管至导丝传感器的时间，即平均传导时间（mean transit time，T），T 值与 CBF 成反比，记录基线状态和应用腺苷后充血状态时的 T 值之比即为 CFR（T$_{基础}$/T$_{充血}$）。研究证实，温度稀释法与冠状动脉内多普勒测量的 CFR 具有良好的相关性。温度稀释法的主要缺点有：T 值受到压力、温度、盐水注射剂量和速度、盐水与血液混合不匀等因素的影响，因而测值有一定变异。

冠状动脉微血管阻力指数（index of microvascular resistance，IMR）是近年来提出的评价冠状动脉狭窄病变远端微血管功能的新指标，IMR 定义为冠状动脉充血状态下狭窄病变远端的压力 Pd 除以 1/T，即压力与流量的比值，Pd 和 T 可用带有温度感受器的压力导丝来测量。目前临床上广泛采用的评价冠状动脉狭窄病变功能意义的血流储备分数（fractional flow reserve，FFR）同样使用压力导丝，因此，可在充血状态下同时测量 FFR 和 IMR。对比研究表明，FFR 受到狭窄病变本身及其远端侧支循环和微血管阻力的影响，而 IMR 可特异性地评价狭窄病变远端的微血管功能，可准确预测急性心肌梗死再灌注治疗后的心肌组织灌注水平、心室重构及心功能的恢复。近期发表的小规模 CorMicA 研究发现，IMR ≥ 25 或 CFR <2.0 是诊断微循环功能障碍的可靠指标。但 IMR 测值与心血管事件的关系尚不明了，需要大样本和多中心的随访研究来确定 IMR 的合理界限值。

2. 冠状动脉内多普勒导丝 冠状动脉内多普勒血流导丝技术是评价冠状动脉微血管功能的可靠方法。这一技术应用多普勒血流速度描记仪及其配套的多普勒导丝，经动脉插管至冠状动脉远端，记录血流频谱，然后冠状动脉内注入腺苷，测量充血状态下的冠状动脉血流速度。计算充血状态和基础状态的舒张期冠状动脉血流速度即可得出 CFR。冠状动脉内多普勒血流导丝技术的主要优点是可准确地测量各条冠状动脉内的血流速度和 CFR，其缺点是血流速度受到导丝在管腔中的位置、管腔中的流速分布、注射血管扩张剂后管腔面积的变化等因素的影响。

配备有远端压力传感器的多普勒导丝和温度稀释双传感器导线可同时分别记录 Pd 和冠状动脉血流或通过时间，可得出充血性微血管阻力（hyperaemic microvascular resistance，HMR），计算方法为：HMR=Pd/DFV，其中 Pd 为充血时冠状动脉远端的压力，DFV 为充血时舒张期血流峰值速度。HMR 的临床价值和限制性同 IMR。

3. CFR 和 MVR　心肌需氧量与冠状动脉血流量之间存在近似线性关系，故健康人群的 CFR 较高（可高达 5），而心外膜阻塞性冠心病患者和充血后微血管舒张功能受损的 CMVD 患者的 CFR 均可降低。因此，CFR 是受心外膜狭窄和微血管阻力共同影响，只能作为心外膜无阻塞性冠心病患者微血管功能的指标，而不能区分 CMVD 和心外膜阻塞性疾病。

CFR 的主要局限性包括心外膜冠状动脉狭窄情况以及对基线冠状动脉血流变化的敏感性；此外，还有冠脉内多普勒导丝技术以及温度稀释技术固有的局限性。最近的比较研究表明，使用多普勒导丝和温度稀释技术同时测量的 CFR 只有中度相关性，多普勒导丝方法与 PET 测量的 CFR 一致性更好，而温度稀释技术往往高估 CFR。

微血管阻力（microvascular resistance，MVR）是一个独立于基线冠状动脉血流的参数。前述的 IMR 和 HMR 是根据冠状动脉流量测量所采用的不同技术获得的 MVR。现有研究证明，HMR 和 IMR 具有优异的重复性，以及其对患者血流动力学状态变化的稳定性。此外，与 CFR 相反，MVR 还可用于评估心外膜阻塞性冠心病患者的冠脉微循环功能。目前关于两个MVR 指数的临床研究仍然相当稀少，研究主要集中在梗死后微血管阻塞的情况；因此，迫切期待更多其在无阻塞冠状动脉患者中的预后价值的数据。

（三）微循环痉挛的评估

局灶性或弥漫性心外膜，以及冠状动脉微血管痉挛，是冠状动脉造影正常的典型心绞痛患者的常见病因。后者是微血管性心绞痛（MVA）的功能亚型。显然，与心外膜阻塞性冠心病相比，功能性冠状动脉血管舒缩障碍通常不能被传统的诊断性冠状动脉造影发现。因此，诊断心外膜血管和 /或微血管水平的冠状动脉收缩功能障碍，需要在冠状动脉造影期间使用血管活性药物（如乙酰胆碱）进行额外的冠状动脉内激发试验。目前还没有直接显示体内冠状动脉微血管功能的技术；因此，微血管痉挛是指在冠状动脉内激发试验期间，在没有心外膜冠脉痉挛 / 显著血管收缩（< 90% 狭窄）的情况下，出现缺血性心电图改变和常见症状。

临床上最常用的激发试验药物是乙酰胆碱和麦角新碱。乙酰胆碱是最常用的检测内皮依赖性冠状动脉微血管功能的舒张血管的药物，在内皮功能正常的情况下，乙酰胆碱的血管扩张作用占主导地位，但如出现内皮功能异常时，乙酰胆碱的血管收缩作用占有优势，从而可导致血管痉挛。麦角新碱主要通过血管平滑肌细胞上的 5- 羟色胺受体发挥强大的血管收缩作用。注射低剂量乙酰胆碱期间，同时进行冠状动脉内多普勒血流监测，可用于评估微血管内皮功能。然而，低剂量的乙酰胆碱也能引起微循环痉挛，这进一步说明激发试验期间始终需要考虑到乙酰胆碱的双重作用模式。

在安全性方面，大量接受有创性冠状动脉激发试验的患者展示出了极好的安全性，严重不良事件的发生率与常规诊断性冠状动脉造影相似。此外，在一项纳入 10 项研究包含 9 444 名患者的系统综述中评估了乙酰胆碱或麦角新碱引起冠状动脉痉挛的冠状动脉内激发试验的安全性。结果显示，所有研究中没有死亡病例报道，主要和次要并发症的总发生率较低，进一步说明了在冠状动脉造影中用乙酰胆碱或麦角新碱进行冠状动脉内激发试验对诊断冠状动脉痉挛是安全的。

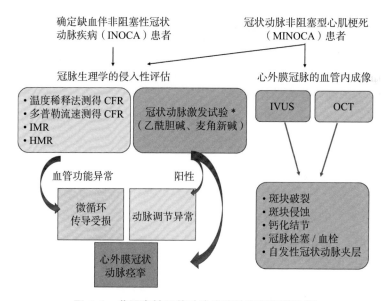

图 4-1　非阻塞性冠状动脉疾病的有创评估流程

* 不应在急性冠脉综合征 / 急性心肌梗死患者的急性期做冠状动脉激发试验。CFR，冠状动脉血流储备；IMR，微血管阻力指数；HMR，充血性微血管阻力；IVUS，血管内超声；OCT，光学相干断层成像。

临床研究表明，在上述评价冠状动脉微血管功能的技术中，冠状动脉内多普勒测量的 CFR 以及冠状动脉内注射乙酰胆碱的激发试验可预测 CMVD 患者的心血管事件，二者结合可全面评价冠状动脉微血管功能，其他技术和指标与 CMVD 心血管事件的关系尚不明了，有待进一步研究。欧洲心脏协会推荐的非阻塞性冠状动脉疾病的有创评估流程见图 4-1。

（葛均波　黄　东）

参考文献

[1]　GOULD K L, JOHNSON N P. Coronary physiology beyond coronary flow reserve in microvascular angina: JACC State-of-the-Art Review[J]. J Am Coll Cardiol, 2018, 72(21): 2642-2662.

[2]　张运，陈韵岱，傅向华，等 . 冠状动脉微血管疾病诊断和治疗的中国专家共识 [J]. 中国循环杂志，2017，32(5)：421-430.

[3]　CAMICI P G, CREA F. Coronary microvascular dysfunction[J]. N Engl J Med, 2007, 356(8): 830-840.

[4]　KNUUTI J, WIJNS W, SARASTE A, et al. 2019 ESC Guidelines for the diagnosis and management of chronic coronary syndromes: The Task Force for the diagnosis and management of chronic coronary syndromes of the European Society of Cardiology (ESC) [J]. Eur Heart J, 2020, 41(3): 407-477.

[5]　SLOMKA P, BERMAN D S, ALEXANDERSON E, et al. The role of PET quantification in cardiovascular imaging[J]. Clin Transl Imaging, 2014, 2(4): 343-358.

[6]　ZIADI M C, DEKEMP R A, WILLIAMS K A, et al. Impaired myocardial flow reserve on rubidium-82 positron emission tomography imaging predicts adverse outcomes in patients assessed for myocardial ischemia[J]. J Am Coll Cardiol, 2011, 58(7): 740-748.

[7]　TAQUETI V R, EVERETT B M, MURTHY V L, et al. Interaction of impaired coronary flow reserve and cardiomyocyte injury on adverse cardiovascular outcomes in patients without overt coronary artery disease[J]. Circulation, 2015, 131(6): 528-535.

[8]　MURTHY V L, NAYA M, FOSTER C R, et al. Association between coronary vascular dysfunction and cardiac mortality in patients with and without diabetes mellitus[J]. Circulation, 2012, 126(15): 1858-1868.

[9]　MARON M S, OLIVOTTO I, MARON B J, et al. The case for myocardial ischemia in

hypertrophic cardiomyopathy[J]. J Am Coll Cardiol, 2009, 54(9): 866-875.

[10] OLIVOTTO I, CECCHI F, GISTRI R, et al. Relevance of coronary microvascular flow impairment to long-term remodeling and systolic dysfunction in hypertrophic cardiomyopathy[J]. J Am Coll Cardiol, 2006, 47(5): 1043-1048.

[11] LORTIE M, BEANLANDS R S, YOSHINAGA K, et al. Quantification of myocardial blood flow with 82Rb dynamic PET imaging[J]. Eur J Nucl Med Mol Imaging, 2007, 34(11): 1765-1774.

[12] FEHER A, SINUSAS A J. Quantitative assessment of coronary microvascular function: dynamic single-photon emission computed tomography, positron emission tomography, ultrasound, computed tomography, and magnetic resonance imaging[J]. Circ Cardiovasc Imaging, 2017, 10(8):e006427.

[13] DEWEY M, SIEBES M, KACHELRIESS M, et al. Clinical quantitative cardiac imaging for the assessment of myocardial ischaemia[J]. Nat Rev Cardiol, 2020, 17(7): 427-450.

[14] HAN S, KIM Y H, AHN J M, et al. Feasibility of dynamic stress 201Tl/rest 99mTc-tetrofosmin single photon emission computed tomography for quantification of myocardial perfusion reserve in patients with stable coronary artery disease[J]. Eur J Nucl Med Mol Imaging, 2018, 45(12): 2173-2180.

[15] HYAFIL F, ROUZET F, LE GULUDEC D. Quantification of myocardial blood flow with dynamic SPECT acquisitions: ready for prime time?[J]. Eur J Nucl Med Mol Imaging, 2018, 45(12): 2170-2172.

[16] PATEL A R, ANTKOWIAK P F, NANDALUR K R, et al. Assessment of advanced coronary artery disease: advantages of quantitative cardiac magnetic resonance perfusion analysis[J]. J Am Coll Cardiol, 2010, 56(7): 561-569.

[17] PANTING J R, GATEHOUSE P D, YANG G Z, et al. Abnormal subendocardial perfusion in cardiac syndrome X detected by cardiovascular magnetic resonance imaging[J]. N Engl J Med, 2002, 346(25): 1948-1953.

[18] JEROSCH-HEROLD M. Quantification of myocardial perfusion by cardiovascular magnetic resonance[J]. J Cardiovasc Magn Reson, 2010, 12(1): 57.

[19] MATHER A N, LOCKIE T, NAGEL E, et al. Appearance of microvascular obstruction on high resolution first-pass perfusion, early and late gadolinium enhancement CMR in patients with acute myocardial infarction[J]. J Cardiovasc Magn Reson, 2009, 11(1): 33.

[20] AHN J H, KIM S M, PARK S J, et al. Coronary microvascular dysfunction as a mechanism of angina in severe AS: Prospective Adenosine-Stress CMR Study[J]. J Am Coll Cardiol, 2016, 67(12): 1412-1422.

[21] BIGLANDS J D, MAGEE D R, SOURBRON S P, et al. Comparison of the diagnostic performance of four quantitative myocardial perfusion estimation methods used in cardiac MR imaging: CE-MARC Substudy[J]. Radiology, 2015, 275(2): 393-402.

[22] LIU A, WIJESURENDRA R S, LIU J M, et al. Diagnosis of microvascular angina using cardiac magnetic resonance[J]. J Am Coll Cardiol, 2018, 71(9): 969-979.

[23] CREA F, CAMICI P G, BAIREY M C. Coronary microvascular dysfunction: an update[J]. Eur Heart J, 2014, 35(17): 1101-1111.

[24] LEVELT E, RODGERS C T, CLARKE W T, et al. Cardiac energetics, oxygenation, and perfusion during increased workload in patients with type 2 diabetes mellitus[J]. Eur Heart J, 2016, 37(46): 3461-3469.

[25] HEYDARI B, JUAN Y H, LIU H, et al. Stress perfusion cardiac magnetic resonance imaging effectively risk stratifies diabetic patients with suspected myocardial ischemia[J]. Circ Cardiovasc Imaging, 2016, 9(4): e4136.

[26] ISMAIL T F, HSU L Y, GREVE A M, et al. Coronary microvascular ischemia in hypertrophic cardiomyopathy - a pixel-wise quantitative cardiovascular magnetic resonance perfusion study[J]. J Cardiovasc Magn Reson, 2014, 16(1): 49.

[27] SPOLADORE R, FISICARO A, FACCINI A, et al. Coronary microvascular dysfunction in primary cardiomyopathies[J]. Heart, 2014, 100(10): 806-813.

[28] AHN J, KIM S M, PARK S, et al. Coronary microvascular dysfunction as a mechanism of angina in severe AS: Prospective Adenosine-Stress CMR Study[J]. J Am Coll Cardiol, 2016, 67(12): 1412-1422.

[29] VAN KRANENBURG M, MAGRO M, THIELE H, et al. Prognostic value of microvascular obstruction and infarct size, as measured by CMR in STEMI patients[J]. JACC Cardiovasc Imaging, 2014, 7(9): 930-939.

[30] DURANTE A, LARICCHIA A, BENEDETTI G, et al. Identification of high-risk patients after ST-segment-elevation myocardial infarction: comparison between angiographic and magnetic resonance parameters[J]. Circ Cardiovasc Imaging, 2017, 10(6): e5841.

[31] LIU A, WIJESURENDRA R S, LIU J M, et al. Gadolinium-free cardiac MR stress T1-mapping to distinguish epicardial from microvascular coronary disease[J]. J Am Coll Cardiol, 2018, 71(9): 957-968.

[32] CARRICK D, HAIG C, AHMED N, et al. Myocardial hemorrhage after acute reperfused ST-segment-elevation myocardial infarction: relation to microvascular obstruction and prognostic significance[J]. Circ Cardiovasc Imaging, 2016, 9(1): e4148.

[33] BENNETT C L, QURESHI Z P, SARTOR A O, et al. Gadolinium-induced nephrogenic

systemic fibrosis: the rise and fall of an iatrogenic disease[J]. Clin Kidney J, 2012, 5(1): 82-88.

[34] CAIATI C, MONTALDO C, ZEDDA N, et al. Validation of a new noninvasive method (contrast-enhanced transthoracic second harmonic echo Doppler) for the evaluation of coronary flow reserve: comparison with intracoronary Doppler flow wire[J]. J Am Coll Cardiol, 1999, 34(4): 1193-1200.

[35] CAIATI C, ZEDDA N, MONTALDO C, et al. Contrast-enhanced transthoracic second harmonic echo Doppler with adenosine: a noninvasive, rapid and effective method for coronary flow reserve assessment[J]. J Am Coll Cardiol, 1999, 34(1): 122-130.

[36] LETHEN H, TRIES H P, KERSTING S, et al. Validation of noninvasive assessment of coronary flow velocity reserve in the right coronary artery. A comparison of transthoracic echocardiographic results with intracoronary Doppler flow wire measurements[J]. Eur Heart J, 2003, 24(17): 1567-1575.

[37] GRADMAN W S, POZRIKIDIS C. Analysis of options for mitigating hemodialysis access-related ischemic steal phenomena[J]. Ann Vasc Surg, 2004, 18(1): 59-65.

[38] MEIMOUN P, TRIBOUILLOY C. Non-invasive assessment of coronary flow and coronary flow reserve by transthoracic Doppler echocardiography: a magic tool for the real world[J]. Eur J Echocardiogr, 2008, 9(4): 449-457.

[39] VAJTA G, RIENZI L, COBO A, et al. Embryo culture: can we perform better than nature?[J]. Reprod Biomed Online, 2010, 20(4): 453-469.

[40] SENIOR R, BECHER H, MONAGHAN M, et al. Clinical practice of contrast echocardiography: recommendation by the European Association of Cardiovascular Imaging (EACVI) 2017[J]. Eur Heart J Cardiovasc Imaging, 2017, 18(11): 1205.

[41] CAMICI P G, D'AMATI G, RIMOLDI O. Coronary microvascular dysfunction: mechanisms and functional assessment[J]. Nat Rev Cardiol, 2015, 12(1): 48-62.

[42] PORTER T R, XIE F. Myocardial perfusion imaging with contrast ultrasound[J]. JACC Cardiovasc Imaging, 2010, 3(2): 176-187.

[43] GALIUTO L, GARRAMONE B, SCARA A, et al. The extent of microvascular damage during myocardial contrast echocardiography is superior to other known indexes of post-infarct reperfusion in predicting left ventricular remodeling: results of the multicenter AMICI study[J]. J Am Coll Cardiol, 2008, 51(5): 552-559.

[44] JAIN M, UPADAYA S, ZARICH S W. Serial evaluation of microcirculatory dysfunction in patients with Takotsubo cardiomyopathy by myocardial contrast echocardiography[J]. Clin Cardiol, 2013, 36(9): 531-534.

[45] VARGA-SZEMES A, MEINEL F G, DE CECCO C N, et al. CT myocardial perfusion

imaging[J]. AJR Am J Roentgenol, 2015, 204(3): 487-497.

[46] ROCHITTE C E, GEORGE R T, CHEN M Y, et al. Computed tomography angiography and perfusion to assess coronary artery stenosis causing perfusion defects by single photon emission computed tomography: the CORE320 study[J]. Eur Heart J, 2014, 35(17): 1120-1130.

[47] GREIF M, VON ZIEGLER F, BAMBERG F, et al. CT stress perfusion imaging for detection of haemodynamically relevant coronary stenosis as defined by FFR[J]. Heart, 2013, 99(14): 1004-1011.

[48] MEINEL F G, PUGLIESE F, SCHOEPF U J, et al. Prognostic value of stress dynamic myocardial perfusion CT in a multicenter population with known or suspected coronary artery disease[J]. Am J Roentgenol, 2017, 208(4): 761-769.

[49] MIN J K, TAYLOR C A, ACHENBACH S, et al. Noninvasive fractional flow reserve derived from coronary CT angiography: clinical data and scientific principles[J]. JACC Cardiovasc Imaging, 2015, 8(10): 1209-1222.

[50] MATHEW R C, BOURQUE J M, SALERNO M, et al. Cardiovascular imaging techniques to assess microvascular dysfunction[J]. JACC Cardiovasc Imaging, 2020, 13(7): 1577-1590.

[51] PADRO T, MANFRINI O, BUGIARDINI R, et al. ESC Working Group on Coronary Pathophysiology and Microcirculation position paper on 'coronary microvascular dysfunction in cardiovascular disease'[J]. Cardiovasc Res, 2020, 116(4): 741-755.

[52] FORD T J, ONG P, SECHTEM U, et al. Assessment of vascular dysfunction in patients without obstructive coronary artery disease: why, how, and when[J]. JACC Cardiovasc Interv, 2020, 13(16): 1847-1864.

[53] CLARKE J D, KENNEDY R, DUARTE LAU F, et al. Invasive evaluation of the microvasculature in acute myocardial infarction: coronary flow reserve versus the index of microcirculatory resistance[J]. J Clin Med, 2019, 9(1): 86.

[54] WILLIAMS R P, DE WAARD G A, DE SILVA K, et al. Doppler versus thermodilution-derived coronary microvascular resistance to predict coronary microvascular dysfunction in patients with acute myocardial infarction or stable angina pectoris[J]. Am J Cardiol, 2018, 121(1): 1-8.

[55] CILIBERTI G, SESHASAI S R K, AMBROSIO G, et al. Safety of intracoronary provocative testing for the diagnosis of coronary artery spasm[J]. Int J Cardiol, 2017, 244: 77-83.

第五章

原发性冠状动脉微血管疾病

两个世纪之前提出的"心绞痛"这一术语，通常认为都是与心外膜冠状动脉阻塞性病变有关，其中动脉粥样硬化斑块是心肌缺血的主要原因。但近年来越来越多的证据表明，临床主诉胸痛并有心肌缺血客观证据的患者中，有很大一部分冠状动脉造影显示冠状动脉无狭窄或仅有无功能学意义的轻度狭窄。这些患者的胸痛，在排除继发于其他基础心脏疾病或系统性疾病，如各种心肌病、瓣膜病等之后，目前考虑与冠状动脉微血管功能障碍有关，因此将此类胸痛称为微血管性心绞痛（microvascular angina，MVA）或冠状动脉微血管疾病（coronary microvascular disease，CMVD）。

一、原发性冠状动脉微血管疾病的定义和流行病学

近 50 年来，学者对于 CMVD 的认识在不断发展。1967 年 Likoff 首先报道 15 名女性患者，有典型劳力性心绞痛症状且心电图运动平板试验阳性，但冠状动脉造影正常。1973 年 Kemp 将这种症状称为"X 综合征"。1985 年 Cannon 等认为此症状的出现可能与冠状动脉微循环舒张反应受损有关，遂将这种心绞痛称为"微血管性心绞痛"。2007 年 Camici 将此病命名为"微血管功能异常"（microvascular dysfunction）。在很多文献中，"微循环功能异常"（microcirculatory dysfunction）也经常出现，体现出这一疾病名称的多样性。本章讨论的"原发性冠状动脉微血管疾病"(primary coronary microvascular disease，primary CMVD)，又称原发性微血管心绞痛，是指具有心肌缺血的症状和客观依据，但没有阻塞性冠状动脉疾病，且具有冠状动脉微血管功能受损的证据，需要排除其他特定基础心脏疾病或医源性疾病（如各种心肌病、瓣膜病、介入手术操作等）引起的继发性微血管疾病方可诊断。

目前尚无大样本人群的 CMVD 流行病学资料。以往小样本的临床研究显示，在具有心肌缺血症状但冠状动脉造影显示非阻塞性病变的患者中，

CMVD 的发生率为 45% ~ 60%。根据美国国家心血管数据登记处（NCDR）和女性缺血综合征评估（WISE）数据库估算，美国有 300 万 ~ 400 万名有心绞痛症状的女性和男性可能没有阻塞性冠状动脉疾病。对 WISE 数据库中具有典型心绞痛症状的女性患者进行 10 年随访发现，非阻塞性冠状动脉病变患者的心血管死亡或急性心肌梗死的发生率显著高于正常人群，研究者推测，CMVD 可能是导致这些患者不良预后的重要原因。因此，CMVD 的检出和治疗具有十分重要的临床意义。

二、原发性冠状动脉微血管疾病的病因

传统的心血管危险因素，如糖尿病、高血压、高脂血症、吸烟等，在一些原发性 CMVD 患者中发挥着重要的致病作用，它们能够削弱内皮细胞依赖性和非依赖性的冠脉微血管舒张反应，表现为冠状动脉血流储备（coronary flow reserve，CFR）降低和微血管收缩。但仍有部分患者缺乏这些动脉粥样硬化危险因素，目前已经提出几个其他参与 CMVD 的原因。

研究显示，低强度的炎症反应对 CMVD 的发生发挥重要作用。同传统危险因素一样，炎症可以通过炎性细胞因子和氧自由基损害内皮依赖的血管舒缩功能，且参与缺血再灌注损伤引起的微血管功能障碍。在冠脉造影正常且无其他心血管危险因素的系统性红斑狼疮和类风湿关节炎患者中，用正电子发射断层扫描（PET）检查腺苷负荷充血反应较对照组明显减低，CFR 明显下降。有报道 CMVD 患者的炎症标志物水平较正常人增加，包括 C 反应蛋白（CRP）和白细胞介素 6（IL-6）等，且 CRP 水平与心绞痛发作频率和微血管对乙酰胆碱和腺苷的舒张反应减弱显著相关，均提示慢性炎症反应在微循环异常中起着重要作用。

由于流行病学发现围（绝）经期女性中 CMVD 更为常见，所以认为雌激素缺乏是女性微血管病变的主要发病原因之一。雌激素不仅通过促进平滑肌松弛而有扩张血管的功能，目前还有假说认为雌激素具有抗氧化作用，从而减少一氧化氮（NO）的清除，保护血管舒张功能，达到抗心肌缺血的作用。文献报道，对 X 综合征的绝经后女性皮下注射 17β- 雌二醇可减少患者的胸痛发作频率及劳力诱发的心绞痛时 ST 段压低的发生。

心脏自主神经功能失调导致微循环张力异常，被认为是 CMVD 的发病机制之一。交感神经张力增加，可导致静息状态下缩血管物质的增加，并提高阻力小动脉对缩血管物质的敏感性；而迷走神经张力下降时，NO与肾上腺素能作用之间的负性调节作用减弱，均可导致微循环功能障碍的发生。

一些研究显示，痛阈异常、胰岛素抵抗等也是引起 CMVD 的原因。有证据表明，部分 CMVD 患者的疼痛敏感性增高、疼痛阈值下降，可能是继发于自主神经功能失调、局部大脑皮质激活、内源性阿片系统活性下降的结果。近期有研究发现，对 CMVD 患者进行提高胰岛素敏感性的干预治疗可改善内皮功能，减少胸痛发作次数，提示胰岛素抵抗可能参与 CMVD 的发生。

三、原发性冠状动脉微血管疾病的发病机制

目前认为存在冠状动脉微血管结构异常与功能异常两种机制，其中，功能异常占主要原因。微血管结构异常常见于肥厚型心肌病和高血压病，表现为室壁间小动脉由于内膜增厚和平滑肌细胞肥大，从而导致小动脉管腔面积的轻度缩小；此外，毛细血管床减少也可能加重这些患者的微血管功能障碍。

微血管功能异常有以下几种：

1. 内皮细胞依赖性血管舒张异常　常见于高脂血症、糖尿病、肥胖、吸烟以及其他心血管危险因素携带者，主要机制是 NO 的产生和释放异常。多个研究显示，X 综合征患者冠状动脉内注射乙酰胆碱后，冠状动脉血流量的增加较正常对照组减少，提示 X 综合征患者冠状动脉微血管舒张功能减弱而收缩功能增强。

2. 非内皮细胞依赖性血管舒张异常　主要机制是平滑肌细胞对血管活性物质的松弛异常。多项研究证实，CMVD 患者冠脉微血管对双嘧达莫和腺苷引起的扩张反应降低。

3. 微血管收缩　主要机制是冠脉微血管对血管收缩剂刺激反应增强，即微血管痉挛，这一机制在表现为急性冠脉综合征的 CMVD 患者中起主要作用。对诊断为变异性心绞痛患者冠脉内注射乙酰胆碱，有近一半的患者出现"微血管痉挛"现象，即出现心绞痛症状、心电图缺血性改变，但无心外膜下冠状动脉痉挛表现。而在怀疑"微血管痉挛"的患者中，又有将近一半患者同时出现至少中等程度的心外膜下冠状动脉收缩，提示心外膜冠状动脉痉挛与微血管痉挛在某些时候很难明确区分，有时候两者可以共同存在。

4. 微血管栓塞 冠状动脉微循环的血管内栓塞可由斑块碎片、微栓子或中性粒细胞 - 血小板聚集物所产生，尤其是在不稳定型 CMVD 合并易损动脉粥样硬化斑块的患者。

5. 血管外机制 约 90% 的冠状动脉血流量发生在心脏舒张期，因此 CMVD 可见于左心室舒张压明显升高的疾病（如左心室肥厚、左心室纤维化等），以及可直接降低冠状动脉舒张压的疾病（如主动脉瓣狭窄、冠状动脉重度狭窄、前小动脉缩窄、低血压等）。

四、原发性冠状动脉微血管疾病的临床表现

原发性 CMVD 可分为稳定型和不稳定型两个类型。30% ~ 60% 的原发性 CMVD 患者会发生稳定型心绞痛，与阻塞性冠状动脉疾病引发的心绞痛难以区分，二者均表现为劳力性发作和休息后缓解。然而，微血管心绞痛患者往往也有静息心绞痛，且心绞痛阈值可变，提示冠状动脉血管舒缩动态改变。其他有助于鉴别微血管心绞痛的临床差异包括：胸痛发作时间较长，可持续至运动停止后几分钟，或对舌下含服短效硝酸酯类药物起效缓慢，甚至无效。

原发性 CMVD 在围绝经期和绝经后女性中相对于男性更为常见，但不应该认为这种情况只会在女性中发生。值得注意的是，患者也可能表现出运动耐量逐渐降低或运动时呼吸困难，伴心力衰竭的患者可能存在典型的充盈压升高的征象，例如颈静脉扩张、肺部啰音和足踝水肿。这些非典型胸痛和劳力性呼吸困难都是 CMVD 的常见症状，尤其是女性，症状的组合很常见。有卵巢切除术病史和在月经周期特定阶段症状加重的患者，应注意 CMVD 的存在。

对于不稳定型原发性 CMVD 仍有争议。研究发现，5% ~ 10% 非 ST 段抬高型急性冠状动脉综合征患者虽有典型急性胸痛症状，但冠状动脉造影正常或接近正常，女性患者这一比例可高达 30%。在排除心外膜下阻塞性和痉挛性冠状动脉病变、一过性冠状动脉血栓或栓塞形成、心肌病变或其他心血管疾病后，目前考虑微血管病变是导致这些患者症状的重要原因。主要临床表现为胸痛常出现在静息状态，相当一部分患者可于凌晨痛醒，亦可表现为轻度体力活动后的胸痛，但诱发心绞痛的体力活动阈值不恒定，胸痛持续时间可长达 1～2 小时，含服硝酸甘油无效，胸痛发作时或 Holter 监测可记录到心电图缺血型 ST-T 改变并呈动态演变。发生的主要机制是微血管收缩或栓塞，冠脉造影常发现冠状动脉慢血流现象。因此，对于冠脉造影正常或接近正常的急性冠脉综合征患者，需考虑存在微血管病变的可能。

五、原发性冠状动脉微血管疾病的诊断标准

最近，冠状动脉血管舒缩功能障碍（COVADIS）研究组提出了以下 CMVD 的诊断标准：①有心肌缺血的症状；②无阻塞性冠状动脉疾病；③有心肌缺血的客观证据；④有冠状动脉微血管功能障碍的证据。根据研究组的建议，符合上述四个标准，可诊断为"明确的微血管性心绞痛"；符合标准①和②，可诊断为"疑似微血管性心绞痛"；仅符合标准③或④，则需要寻找引起微血管功能障碍的其他继发性因素，如心肌病等。

1. 心肌缺血的症状 主要或仅由劳力诱发的典型心绞痛症状，胸痛持续时间常大于 10 分钟，硝酸甘油治疗效果不佳。典型的劳力性胸痛提示可能存在缺血，但胸痛在微血管心绞痛患者中可能不典型。存在劳力和静息心绞痛，表明可能同时存在冠状动脉微血管扩张功能减弱和微血管（或心外膜血管）痉挛。仅存在静息心绞痛时，心外膜或微血管痉挛为主要机制。

2. 无阻塞性冠状动脉疾病 冠状动脉造影或 CTA 提示心外膜冠脉正常、接近正常或轻度狭窄（< 50%），因此，排除了动脉粥样硬化造成的管腔狭窄引起的心肌缺血（即血流储备分数 FFR > 0.8）。部分患者冠脉造影可出现慢血流现象，提示存在微血管功能障碍。

3. 有心肌缺血的客观证据 具有如下至少一项心肌缺血的客观证据，但负荷超声心动图检查无节段性室壁运动异常：运动负荷试验心电图或动态心电图监测到胸痛期间典型的 ST 段改变，心肌负荷单光子发射断层扫描（SPECT）提示可逆性的心肌灌注缺损，心脏磁共振（CMR）或 PET 检查发现有心肌缺血的代谢性证据。

在相当大比例的微血管心绞痛患者中，尽管存在缺血症状，这些影像学检查仍会给出阴性结果，因为与阻塞性冠状动脉疾病相反，心肌缺血症状与微血管疾病范围并不一致，而且在许多情况下，缺血可能局限于心内膜下或呈散在灶性分布导致影像学检查出现阴性结果。

4. 有冠状动脉微血管功能障碍的证据 冠状动脉微血管功能可通过无创和有创的多种方法评估，具体参见前面章节。目前认为微血管功能障碍的证据包括：① CFR 下降或冠状动脉微血管阻力指数（index of microvascular resistance，IMR）升高；②冠状动脉微血管痉挛，定义为乙酰胆碱激发试验期间出现缺血症状和 / 或心电图改变，但无心外膜冠脉痉挛；③冠状动脉慢血流现象，即 TIMI 帧数 > 25。

在临床疑诊 CMVD 的患者，在排除心外膜下冠状动脉狭窄和痉挛病变后，首先应采用静脉注射腺苷或双嘧达莫的方法，并选用经胸超声冠状动脉血流显像（TTDE）、CMR 或 PET 等无创性影像技术测量 CFR。其中，TTDE 可作为疑诊 CMVD 患者评估微血管功能障碍的常规检查方法，其原理是采用经胸多普勒技术测量充血状态和静息状态下左前降支（LAD）远端的血流流速的比值，优点为无创、省时、可床旁检查、花费较低等，缺点是仅在评价 LAD 的微血管功能时具有较好的可靠性，并非所有患者都能获得满意的超声窗，超声医生必须具有操作经验。PET 的优点是可测量静息和充血状态下的心肌血流量，能对整个心脏及局部心肌的微血管功能状态进行评价；缺点是耗时、花费高、技术要求高、空间分辨率低以及放射性损伤。CMR 的优点是空间分辨率较高、无离子辐射危险、可同时检测组织形态、心肌功能和灌注，缺点是耗时、技术要求高以及钆造影剂在肾功能不全患者中引起的不良反应。

对于有创方法检测微血管功能，可在冠状动脉造影期间，在冠状动脉注射腺苷前后，采用温度稀释法或多普勒血流导丝技术测量 CFR 和 IMR。目前认为在排除阻塞性冠状动脉疾病后，测量 IMR ≥ 25 或 CFR <2.0 是诊断微循环功能障碍的可靠指标。

冠状动脉微血管痉挛是一项具有挑战性的诊断，因为当存在内皮功能障碍时，冠状动脉内注射乙酰胆碱可能同时影响心外膜血管和微血管，故难以单独诊断微血管痉挛。如临床高度疑诊 CMVD，但 CFR ≥ 2.0，可在严密监护下冠状动脉内注射乙酰胆碱进行激发试验，如心外膜下冠状动脉无痉挛，但出现心绞痛症状和心电图缺血型 ST-T 改变，可确诊 CMVD。

在冠状动脉造影期间，可以通过 TIMI 分级和帧数计数发现慢血流现象。多项研究发现，在心外膜冠状动脉无明显狭窄的急性冠脉综合征患者中，冠状动脉慢血流现象是比较常见的，提示冠状动脉血流缓慢可能参与 CMVD 的发病。这种冠状动脉血流缓慢现象被称为"冠状动脉慢血流综合征"。这些患者静息状态下微血管阻力升高，导致静息状态下反复出现胸痛症状，但微血管对腺苷等舒血管物质反应正常，因此患者的 CFR 很可能正常或仅有轻度异常。

临床研究表明，在上述评价冠状动脉微血管功能的技术中，PET 或冠状动脉内多普勒导丝测量的 CFR 以及冠状动脉内注射乙酰胆碱的激发试验可预测 CMVD 患者的心血管事件。根据最新的《ESC 慢性冠脉综合征（CCS）指南》，前者可反映微循环传导障碍，后者可反映小动脉调节功能失调，二者结合可全面评价冠状动脉微血管功能。对于前者的治疗，以危险因素控制为主；对于后者，需采用类似血管痉挛性心绞痛的扩血管治疗。最近的 CorMiCa 研究证实，根据这些评估结果指导的治疗策略可明显改善心绞痛症状和生活质量。

关于非阻塞性冠状动脉疾病的评估流程，可参见本书第四章中关于 CMVD 的无创和有创诊断方法。治疗可见本书第七章关于 CMVD 的治疗方法。

六、原发性冠状动脉微血管疾病的预后

虽然以往小样本的临床研究显示以典型原发性稳定型 CMVD 为特点的患者通常预后良好，但近年来大样本人群的长期随访研究证明，通过无创或有创方法证实的 CMVD 患者的主要心血管事件和全因死亡率显著高于对照人群。但有些研究将胸痛但冠状动脉正常的不同患者汇集在一起，其中包括了急性冠脉综合征、不稳定病变、中度冠状动脉狭窄、既往冠状

动脉介入治疗病史、显著左室肥厚和左室功能受损等高风险人群，因此对临床结果产生负面影响，而在这些患者中，CMVD对预后所起的作用仍需要进一步研究证实。

关于症状复发情况也有不同的研究。20%～30%的原发性稳定型CMVD患者出现症状后，心绞痛症状逐渐恶化，并且发作越来越频繁，持续时间延长，导致生活质量下降，表明微循环障碍进展或痛觉感知增强。有研究也发现冠状动脉慢血流患者（大多数有急性冠脉综合征病史）与冠状动脉血流速度正常的患者相比，有较高的因胸痛而急诊再入院的比例。但也有一些研究发现，表现为急性冠脉综合征的CMVD患者，与稳定型CMVD患者相比，因胸痛再入院的比例大致相同。

同样的危险因素在一些患者中引起CMVD，但在其他患者却引起阻塞性动脉粥样硬化，造成这种差异的原因仍然不清楚。有些研究提出，CMVD患者可能存在一定的保护性因素对抗阻塞性动脉粥样硬化的进展。例如，CMVD患者物理和情绪刺激时，血小板活化程度较阻塞性动脉粥样硬化患者低。但近年的研究发现，微循环障碍是在心外膜冠状动脉病变进展之前发生，尤其是女性患者，与不良预后有关。在心绞痛合并糖尿病的患者中，没有阻塞性动脉粥样硬化但CFR下降的患者，其长期预后和阻塞性动脉粥样硬化患者一样差。在FFR证实非严重狭窄的患者中，CFR下降和微循环阻力增高、长期不良事件增加明显相关。因此表明这些CMVD患者的早期诊断和正确治疗具有重要的临床意义。

（黄　东）

参考文献

[1]　张运，陈韵岱，傅向华，等．冠状动脉微血管疾病诊断和治疗的中国专家共识[J]．中国循环杂志，2017，32（5）：421-430．

[2]　CREA F, LANZA G A, CAMICI P G. Coronary Microvascular Dysfunction[M]. Milano: Springer-Verlag Italia, 2014.

[3]　KNUUTI J, WIJNS W, SARASTE A, et al. 2019 ESC Guidelines for the diagnosis and

management of chronic coronary syndromes: The Task Force for the diagnosis and management of chronic coronary syndromes of the European Society of Cardiology (ESC)[J]. Eur Heart J, 2020, 41(3): 407-477.

[4] KASKI J C, CREA F, GERSH B J, et al. Reappraisal of ischemic heart disease: fundamental role of coronary microvascular dysfunction in the pathogenesis of angina pectoris[J]. Circulation, 2018, 138(14): 1463-1480.

[5] JESPERSEN L, HVELPLUND A, ABILDSTRØM S Z, et al. Stable angina pectoris with no obstructive coronary artery disease is associated with increased risks of major adverse cardiovascular events[J]. Eur Heart J, 2012, 33(6): 734-744.

[6] LEE B K, LIM H S, FEARON W F, et al. Invasive evaluation of patients with angina in the absence of obstructive coronary artery disease[J]. Circulation, 2015, 131(12): 1054-1060.

[7] TAQUETI V R, DI CARLI M F. Coronary microvascular disease pathogenic mechanisms and therapeutic options: JACC State-of-the-Art Review[J]. J Am Coll Cardiol, 2018, 72(21): 2625-2641.

[8] MURTHY V L, NAYA M, TAQUETI V R, et al. Effects of sex on coronary microvascular dysfunction and cardiac outcomes[J]. Circulation, 2014, 129(24): 2518-2527.

[9] SARA J D, WIDMER R J, MATSUZAWA Y, et al. Prevalence of coronary microvascular dysfunction among patients with chest pain and nonobstructive coronary artery disease[J]. JACC Cardiovasc Interv, 2015, 8(11): 1445-1453.

[10] ONG P, CAMICI P G, BELTRAME J F, et al. Coronary Vasomotion Disorders International Study Group (COVADIS). International standardization of diagnostic criteria for microvascular angina[J]. Int J Cardiol, 2018, 250: 16-20.

[11] SICARI R, RIGO F, CORTIGIANI L, et al. Additive prognostic value of coronary flow reserve in patients with chest pain syndrome and normal or near-normal coronary arteries[J]. Am J Cardiol, 2009, 103(5): 626-631.

[12] LIU A, WIJESURENDRA R S, LIU J M, et al. Diagnosis of microvascular angina using cardiac magnetic resonance[J]. J Am Coll Cardiol, 2018, 71(9): 969-979.

[13] MEJIA-RENTERIA H, VAN DER HOEVEN N, VAN DE HOEF T P, et al. Targeting the dominant mechanism of coronary microvascular dysfunction with intracoronary physiology tests[J]. Int J Cardiovasc Imaging, 2017, 33(7): 1041-1059.

[14] ONG P, ATHANASIADIS A, BORGULYA G, et al. Clinical usefulness, angiographic characteristics, and safety evaluation of intracoronary acetylcholine provocation testing among 921 consecutive white patients with unobstructed coronary arteries[J]. Circulation, 2014, 129(17): 1723-1730.

[15] FORD T J, STANLEY B, GOOD R, et al. Stratified medical therapy using invasive

coronary function testing in angina: the CorMicA trial[J]. J Am Coll Cardiol, 2018, 72(23 Pt A): 2841-2855.

[16] PEPINE C J, ANDERSON R D, SHARAF B L, et al. Coronary microvascular reactivity to adenosine predicts adverse outcome in women evaluated for suspected ischemia results from the National Heart, Lung and Blood Institute WISE (Women's Ischemia Syndrome Evaluation) study[J]. J Am Coll Cardiol, 2010, 55(25): 2825-2832.

[17] TAQUETI V R, EVERETT B M, MURTHY V L, et al. Interaction of impaired coronary flow reserve and cardiomyocyte injury on adverse cardiovascular outcomes in patients without overt coronary artery disease[J]. Circulation, 2015, 131(6): 528-535.

[18] LEE J M, JUNG J H, HWANG D, et al. Coronary flow reserve and microcirculatory resistance in patients with intermediate coronary stenosis[J]. J Am Coll Cardiol, 2016, 67(10): 1158-1169.

[19] VAN DE HOEF T P, VAN LAVIEREN M A, DAMMAN P, et al. Physiological basis and long-term clinical outcome of discordance between fractional flow reserve and coronary flow velocity reserve in coronary stenoses of intermediate severity[J]. Circ Cardiovasc Interv, 2014, 7(3): 301-311.

[20] MURTHY V L, NAYA M, FOSTER C R, et al. Association between coronary vascular dysfunction and cardiac mortality in patients with and without diabetes mellitus[J]. Circulation, 2012, 126(15): 1858-1868.

[21] LEE J M, CHOI K H, HWANG D, et al. Prognostic implication of thermodilution coronary flow reserve in patients undergoing fractional flow reserve measurement[J]. JACC Cardiovasc Interv, 2018, 11(15): 1423-1433.

第六章

继发性冠状动脉微血管疾病

第一节　冠状动脉微血管疾病与阻塞性冠状动脉疾病

心外膜冠状动脉阻塞性疾病被公认为心绞痛的病因已经有 200 多年的历史，然而我们可以看得见以及进行冠状动脉造影显影的血管内径在 0.5～5mm 的心外膜动脉仅仅是冠状动脉循环系统的一部分，还有组成冠脉微循环的前小动脉和小动脉，它们在生理和病理情况下能起到更重要的作用。近年来，随着人们对冠状动脉疾病病理生理学机制的深入认识，冠状动脉微血管疾病（CMVD）的临床意义逐渐受到重视，2013 年欧洲心脏病学会（ESC）在稳定性冠状动脉疾病中将 CMVD 列入冠心病的范畴，中华医学会心血管病学分会于 2018 年发布了《慢性稳定性冠心病诊断与治疗指南》，紧接着《2019 年 ESC慢性冠状动脉综合征的诊断和管理指南》将冠心病重新定义分类为急性冠脉综合征（acute coronary syndromes，ACS）和慢性冠状动脉综合征（chronic coronary syndrome，CCS），这对理解冠状动脉疾病病理生理学机制有着重要意义。

冠状动脉的微血管同心外膜血管一样，皆受到不同类型心脏疾病的影响，而且冠状动脉微血管受到的影响更严重、更复杂、更宽泛。本章节将重点介绍 CMVD 与阻塞性冠状动脉疾病的关系。

一、慢性冠状动脉综合征

CCS 是《2019 年 ESC 慢性冠状动脉综合征的诊断和管理指南》提出的一个新的定义，该分类充分考虑到冠心病是一个动脉粥样硬化斑块积累和冠脉循环功能改变的动态过程，其既有相对稳定期，也可因斑块破裂、斑块侵蚀及钙化结节等因素造成不稳定期，更宽泛的 CCS 包括无症状心肌缺血、血管痉挛与微循环病变的不同发展阶段。新指南明确将血管痉挛或微血管病变导致的心绞痛纳入 CCS 范围，进一步提示 CCS 患者除了冠状动脉固定狭窄之外，冠状动脉微循环的改变也是导致心肌缺血，继而引起心脏不良预后的重要因素之一。

（一）CCS 合并 CMVD 的病理生理学机制

早在 1990 年，*New England Journal of Medicine* 就曾发表一项临床研究发现稳定型冠心病患者心绞痛发作的缺血阈值差别很大，冠脉微循环和侧支循环异常可能在其中起到非常重要的作用。CCS 患者常合并有 CMVD，目前研究发现 CMVD 主要通过以下三个机制来影响 CCS 患者，包括冠状动脉微血管张力、冠状动脉微血管结构和冠状动脉微血管功能异常。

正常心脏随着冠状动脉压力下降可以通过自身调节代偿以维持静息血流，当心外膜冠状动脉狭窄时可使最大冠脉血流量减少，局部微血管阻力增加。有研究证实冠脉血流储备（CFR）的下降与冠脉微血管张力以及冠脉微血管结构密切相关，微血管张力和结构出现异常将导致 CFR 下降。冠脉血管狭窄后灌注压力下降可能触发远端血管功能和结构的改变，冠脉阻力血管重构、小动脉和终末毛细血管稀疏均与冠脉管腔狭窄相关。而有研究证实毛细血管稀疏与冠脉搭桥术后心肌功能障碍相关，也是血管重建后预后不良的预测指标之一。此外，CMCD 还可以解释部分 CCS 患者在经皮冠状动脉介入治疗（percutaneous coronary interventions，PCI）术后仍有心绞痛症状。PCI 术后患者心绞痛发生率为 20% ~ 40%，其发生机制复杂，但是有部分原因可能与微循环功能已经发生不可逆性损伤有关。2007 年公布的 COURAGE 试验发现，与单纯最佳药物治疗相比较，PCI 作为稳定性冠状动脉疾病的初始治疗策略，当与最佳药物治疗合用时，并不降低患者死亡、心肌梗死或其他主要心血管事件的发生率。当时这一研究结果震惊了整个心血管业界，使得科学家们陷入思考，尽管解决了心外膜血管的狭窄，但并未带来预想的预后改善，是否还要其他潜在机制发挥作用呢？2019 年发表的 ISCHEMIA 研究显示，与最佳药物治疗相比，在药物治疗的基础上进行介入治疗亦不能使伴有中重度心肌缺血的稳定性冠心病患者更多获益，提示解除心外膜冠脉狭窄仅可能是缓解心肌缺血症状的一个影响因素。

在病理生理状态下，内皮细胞可以产生血管舒张和收缩的物质影响冠状动脉血流量，常见的血管活性物质包括一氧化氮（nitric oxide，NO）、前列腺素、内皮源性超极化因子（endothelium-derived hyperpolarizing factor，EDHF）、抗凝血酶Ⅲ和组织型纤溶酶原激活物。其中，NO 的产生和释放是内皮依赖性血管舒张的最重要的机制，NO、EDHF 还能发挥抗血栓形成、抑制血管平滑肌增殖和血管内皮细胞活化作用。狭窄血管远端的冠状动脉微血管重构可以促进血管收缩和减弱血管舒张。过量的内皮素 1（endothelin 1，ET-1）可以使固定狭窄病变的冠脉收缩。在一项犬在体研究中，在心外膜血管没有狭窄的情况下，向冠脉内直接注射 ET-1 可以导致剂量依赖性的冠状动脉血流降低，并引起心肌缺血。ET-1 生物学效应主要是由内皮素受体（ET_A 和 ET_B）介导，ET_A 主要在心肌细胞表达，而 ET_B 主要在成纤维细胞和内皮细胞表达。ET_B 介导的血管舒张缺失时，缓激肽仍可使血管舒张，其机制可能是释放的 NO 转换为 EDHF，EDHF 是一种独立作用于 NO 的血管扩张剂，在发生动脉粥样硬化时，当其他血管扩张剂不能发挥调节血管张力作用时，EDHF 可以代偿其他血管扩张剂的作用。

（二）CCS 合并 CMVD 的临床意义

当 CMVD 和心外膜下阻塞性冠状动脉病变共同导致稳定型心绞痛时，临床表现心绞痛的严重程度往往重于冠状动脉狭窄所预期的程度。更长时间的心绞痛或含服硝酸酯类药物症状不缓解、心绞痛阈值变化明显时，往往提示患者合并 CMVD。2017 年《冠状动脉微血管疾病诊断和治疗的中国专家共识》中提出，CMVD 合并阻塞性冠状动脉疾病的稳定型心绞痛临床表现为以下四种类型：①心绞痛发作时间较长，诱发心绞痛的体力活动阈值变异较大，含服硝酸甘油无效；②心绞痛发作程度重于冠状动脉狭窄程度所预期的症状；③在成功的 PCI 后患者早期负荷试验仍呈阳性，而患者晚期负荷试验如呈阳性，常提示存在靶血管出现再狭窄病变；④在 PCI 解除心外膜冠状动脉狭窄病变后，如 CFR < 2.0 或冠状动脉内乙酰胆碱激发试验后心外膜下冠状动脉无痉挛但反而出现典型心绞痛和心电图缺血型 ST-T 改变，可确诊合并存在 CMVD。

因此，既往研究证实 CCS 的临床症状有可能是心外膜大血管狭窄和 / 或 CMVD 共同导致，在每个患者中异质性很大，如何甄别哪些患者的症状是由于心外膜大血管狭窄、CMVD 或者两者均起作用，至今还没有很好的方法，无创或有创评估微循环功能的手段仍未广泛应用，临床治疗仍然以控制危险因素、严重狭窄的心外膜血管血运重建以及改善微循环障碍和抗心绞痛治疗为主。

二、急性冠脉综合征

ACS 病理上主要以易损斑块的不稳定为特点，发病机制是在动脉粥样斑块的基础上发生斑块破裂、糜烂或侵蚀，启动血小板激活和凝血系统，导致急性血栓事件的发生。

（一）ACS 合并 CMVD 的病理生理学机制

心外膜血管急性闭塞最终导致心肌细胞死亡，冠脉微循环结构会发生改变，但是 ACS 合并 CMVD 的病理生理机制并不十分明确，目前考虑与微血管矛盾收缩、血栓形成等密切相关，近年来一些研究发现，破裂斑块远端的微血管收缩可能是由于斑块破裂后激活血小板，导致微栓塞或释放缩血管、促炎和促黏附因子密切相关，使微血管阻力升高，而抗血小板药物可改善微血管灌注。

既往研究证实，冠状动脉血流下降使得冠状动脉微血管功能障碍，冠状动脉血流剪切力的改变增加心外膜血管内皮功能紊乱及增加血栓形成风险，从而影响 ACS 的严重程度。冠脉血流缓慢或无血流，心电图表现 ST 段抬高可能机制之一就是由于小血管阻力的升高。动脉粥样硬化斑块破裂后白细胞、血小板聚集、红细胞堵塞促进了微血管内阻塞，血小板聚集过程释放的多种物质可以引起冠状动脉血管收缩，尤其在内皮功能障碍的患者中。其中，中性粒细胞与血小板聚集阻塞了血管腔，并导致大量血管收缩因子、炎症因子释放，恶化微循环继而减少微循环血流量是导致 CMVD 的重要因素。

（二）ACS 合并 CMVD 的临床意义

ACS 与 CMVD 的关系的很多研究集中在 PCI 术后缺血 - 再灌注损伤、原位血栓形成、无复流、远端栓塞以及腔内血管压迫等，我们将在后续医源性冠状动脉微循环疾病中展开阐述（详见本章第三节）。

第二节　冠状动脉微血管疾病与心肌病

心肌病（cardiomyopathy）是由各种病因引起的一组非均质的心肌细胞病变，包括心脏机械和电活动异常，表现为心室不适当的肥厚或扩张。心肌病常见的病因有遗传因素、病毒感染、免疫反应等，由于病因多样，发病机制不明，临床预后不佳。有关心肌病的机制研究越来越受重视，近年来研究发现，冠脉微循环障碍在心肌病患者发生、发展甚至心力衰竭进展过程中有着重要作用。CMVD 对心肌病的不良影响的机制一般可以分为微血管结构改变原因和微血管功能异常原因。

一、肥厚型心肌病合并 CMVD

肥厚型心肌病（hypertrophic cardiomyopathy，HCM）是一种常染色体显性遗传性心脏病，典型临床表现为左心室肥厚、心腔不大、左室收缩功能正常或增加但左室舒张功能减退。

既往相关病理研究发现，HCM 患者中心肌细胞排列紊乱、微小动脉管壁增厚、管腔狭窄及闭塞导致心肌细胞缺血、坏死，纤维组织替代心肌组织，这些病理改变有可能促进了 HCM 的发生、发展。Olivotto 等对 61 例 HCM 患者进行研究，发现 HCM 患者微血管血流量明显降低。此外，也有相关研究证实 HCM 患者心脏纤维化与心肌血流量密切相关，在 HCM 患者中发现 CFR 不仅在供应肥厚室间隔的间隔支血管明显下降，连供应左室游离壁的血管 CFR 也有下降，这些结果与既往病理研究结果一致，证实微循环功能障碍与 HCM 的发生密切相关。中国医学科学院阜外医院团队分析了 53 例梗阻性肥厚型心肌病患者，发现这些患者心肌组织中有更严重的纤维化以及更低的微血管密度，说明微血管减少可能促进心肌纤维化的形成，也从侧面佐证了 CMVD 影响 HCM。严重的微循环功能障碍导致心肌缺血，是 HCM 重要的病理生理特征之一。

CMVD 引发反复心肌缺血及心肌细胞坏死导致纤维化形成，导致 HCM 出现包括室性心律失常、猝死等严重并发症，因此，评价纤维化区域是重要的病变定位标志。研究表明，HCM 患者心脏磁共振成像中晚期钆增强显像可以提示心肌纤维化区域，近来一项对 1 000 例 HCM 患者随访 3 年以上分析的结果表明，晚期钆增强阳性的患者全因死亡率、心脏事件死亡率更高，因此推荐该参数可以成为 HCM 猝死风险的预测指标。

目前治疗 HCM 是以缓解临床症状为主，主要包括 β 受体阻滞剂、非二氢吡啶类钙通道阻滞剂和外科手术治疗或室间隔化学消融等。目前小规模的临床研究证实，化学消融术对 HCM 合并 CMVD 有改善作用，如 Soliman 等研究发现在 14 名梗阻性肥厚型心肌病患者进行酒精化学消融术，通过心脏彩超发现：和术前比较，术后 6 个月 CFR 明显增加，这可能与血管外压力下降有关。

二、扩张型心肌病合并 CMVD

扩张型心肌病（dilated cardiomyopathy，DCM）是一类有遗传或非遗传病因造成的慢性心力衰竭，不仅是导致慢性心力衰竭的重要病因，也是需要进行心脏移植的最常见心脏病类型。最新流行病学调查发现，DCM 的发病率已经高于 1/2 500。多年来各国学者在治疗 DCM 领域进行了不懈探索，但 DCM 的病因并不十分清楚，既往认为 DCM 的病因与病毒感染、自身免疫、基因突变有关，近年来研究证实因 CMVD 导致心肌缺血反复发生在 DCM 的发生、发展中也有可能起到重要作用。

有研究证实，在 DCM 的早期就有可能存在着 CMVD 病理生理的改变：DCM 患者 CFR 下降与左室充盈压升高呈明显负相关，其机制与心外膜冠状动脉受压、血浆儿茶酚胺水平增高导致冠脉异常收缩，氧自由基增加、内皮细胞 NO 失活导致内皮依赖性血管扩张功能失调，炎症因子释放导致心肌纤维化等有关。研究发现，在 DCM 患者中心肌血流量（myocardial blood flow，MBF）在某些心肌节段异常，甚至弥漫性异常；通过 PET 检查可以发现血流与代谢不匹配，无氧糖代谢增加。此外，Laguens 等学者比较了 6 对 DCM 和正常心脏组织患者，发现 DCM 患者组中管腔直径在 6~20μm 的最小阻力血管的长度和密度明显低于正常对照组，而且管腔直径 < 50μm 组超过一半以上动脉壁中层平滑肌细胞缺失，从而动脉对血管扩张的刺激反应降低，进一步加重微循环障碍。

在治疗上，β受体阻滞剂有可能改善DCM合并CMVD的预后，其中有研究证实卡维地洛在DCM患者治疗6个月后MBF可以增加。此外，还有研究证实在CFR下降的DCM患者中常合并高尿酸血症，可能机制是氧自由基介导的内皮损伤，导致黄嘌呤氧化酶活性升高从而使得嘌呤代谢异常，别嘌醇治疗后测量CFR有明显改善。

三、应激性心肌病合并CMVD

应激性心肌病（stress cardiomyopathy，SC）又称Takotsubo综合征（Takotsubo cardiomyopathy，TTC），是一类特征表现不明的急性左心室心尖部球样扩张的疾病，其诊断需排除冠心病所致的冠状动脉狭窄、梗阻或闭塞。应激性心肌病最早是由日本学者报道的，因心脏彩超和左心室造影发现其左心室呈章鱼篓样形态学改变，并将这种心肌病命名为Takotsubo心肌病，目前认为其主要发病机制主要是由于神经体液分泌异常，儿茶酚胺大量释放入血后引起心脏毒性所致，有研究证实应激导致交感神经高度兴奋，大量的微血管同时发生痉挛或者收缩，这一过程导致心脏微血管功能障碍。

近年来研究证实，CMVD可能在TTC发病机制中起到重要作用，TTC患者经冠脉内超声多普勒测定为冠脉血流速度储备下降；而心脏彩超评估发现TTC急性期CFR下降，细胞外纤维成分增多也许会导致CMVD，细胞外基质增多、基质重构会导致心内膜下毛细血管密度相对降低，使得心肌细胞代谢障碍，但是，建立在血管痉挛基础上的微血管功能障碍是否为TTC的主要病理生理机制，抑或TTC是发生在儿茶酚胺过量后微循环障碍导致的继发现象，还需要进一步做更深入的研究。此外，TTC主要发生在绝经后女性，雌激素水平减低可能导致NO生物活性减少，并最终导致冠状动脉微循环损伤。

第三节　医源性冠状动脉微血管疾病

医源性CMVD指医学诊疗过程中引起的CMVD，以PCI术中发生CMVD最为常见。此外，其他心脏介入治疗（如射频消融术等）以及冠状动脉旁路移植术（coronary artery bypass grafting，CABG）和其他外科手术均可引起 CMVD。目前认为 PCI 术中 CMVD 是不良心血管事件的独立危险因素，甚至一定程度上抵消了血运重建带来的获益。因此，医源性 CMVD 逐渐引起重视，如何有效避免医源性 CMVD 显得尤为重要。

一、医源性 CMVD 的发生机制

（一）冠脉介入治疗相关的 CMVD

1. 冠状动脉微血管栓塞　PCI 术中由于导丝的进入、球囊的扩张、支架的植入、对斑块的旋磨等机械性作用，脱落的斑块碎屑或微小栓子随冠脉血流漂移至冠状动脉远端微循环血管中，导致冠状动脉微血管栓塞形成。一方面，微栓塞可以单纯地引起冠脉微血管的机械性阻塞，导致微循环灌注不良，研究表明当这些物质阻塞远端微血管超过管腔的 50% 时，冠状动脉的前向血量出现下降；另一方面，微栓子内含有大量的血小板团块、中性粒细胞、胆固醇结晶和血管活性物质，这些物质可以释放炎症因子、血栓素、内皮素、5- 羟色胺、肿瘤坏死因子（TNF-α）等生物活性物质，这些物质既可以促进炎症瀑布反应，又具有强烈缩血管和内皮功能损伤作用，使冠脉微血管收缩，进一步减少微循环灌注水平。此外，斑块碎屑或微小栓子中暴露的组织因子还可以激活外源性凝血途径，促进血小板和纤维蛋白原聚集、血栓形成，进一步加重微循环栓塞。因此，栓塞物质的生物活性作用在 CMVD 损伤中较其机械阻塞作用更为重要。栓子内生物活性的成分主要受来源（桥血管与固有冠脉）和原有冠脉疾病性质（稳定型冠心病和急性冠脉综合征）等影响。

动物实验常用冠脉内注射特定直径的自身血栓或惰性微球建立冠脉微栓塞模型，以模拟介入治疗相关的冠脉微血管栓塞。动物研究显示，心肌内沉积的微球周围可见明显的微梗死灶，并伴有显著的炎症反应和纤维化（图 6-1）。这些微梗死一方面直接导致活性心肌的丧失，可直接引起心脏收缩功能障碍，另一方面诱发强烈的炎症反应。研究表明，冠脉微栓塞后炎症反应释放的 TNF-α 和活性氧（reactive oxygen species，ROS）在 CMVD 损伤中起到重要作用，TNF-α 可直接诱导心肌细胞凋亡（图 6-2），ROS 可导致原肌球蛋白被氧化修饰。蛋白质组学分析显示，冠脉微栓塞后小鼠心

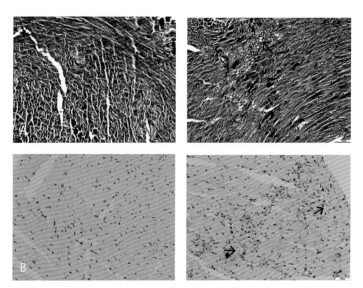

图6-1　小鼠冠脉微血管栓塞模型心肌内微球周围的纤维化和炎症细胞浸润

A.Masson 染色显示纤维化；B. 免疫组织化学显示 F4/80 巨噬细胞。左侧为假手术组，右侧为冠脉微血管栓塞模型组，黑色箭头示心肌内惰性微球。

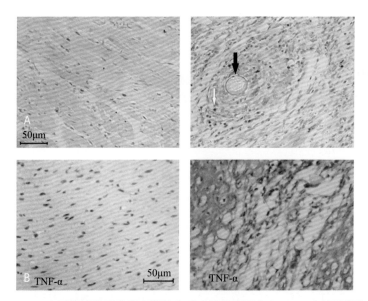

图6-2　小型猪冠状动脉微血管栓塞后心肌细胞凋亡和 TNF-α 表达增加

A.TUNEL 染色显示心肌细胞凋亡；B. 免疫组织化学染色显示 TNF-α 的表达。左侧为假手术组，右侧为冠脉微血管栓塞组，黑色箭头示心肌内惰性微球，白色箭头示凋亡心肌。

肌能量代谢发生紊乱，其中包括极为重要的三羧酸循环和氧化磷酸化。由此可见，冠脉介入术后的微循环栓塞可以通过多种因素引起微循环结构或功能障碍，这些因素可以相互促进，形成恶性循环，进一步加重冠脉微血管病变。

2. 再灌注损伤 再灌注损伤引起的 CMVD 主要在于再灌注后的各种不良病理生理反应对微血管内皮细胞的损伤。当心肌缺血时间大于 3 小时，再灌注时会加重心肌的损伤。心肌再灌注使大量心肌细胞线粒体膜通透性转换孔开放、钙离子超载、线粒体肿胀，造成 ROS 的释放。此外，研究表明中性粒细胞在再灌注损伤中也起到重要作用，再灌注可以显著增加缺血区域的中性粒细胞浸润，其中血管内皮细胞密切参与中性粒细胞的趋化和迁移。中性粒细胞迁移至损伤心肌周围并被活化，激活的中性粒细胞氧化呼吸作用增强，亦导致大量 ROS 产生、促进蛋白酶释放和炎症反应。这种再灌注引发的 ROS 暴发和炎症直接损伤微血管内皮细胞。

内皮细胞损伤后内皮组织和组织因子暴露，通过内、外源凝血途径，促进血小板聚集和纤维蛋白形成，加重微血管阻塞。内皮细胞损伤导致内皮屏障破坏，引起心肌内出血，且影像学和组织病理学均已经证实心肌内出血与冠脉微血管阻塞密切相关。此外，研究表明心肌再灌注后可通过多种机制导致心肌水肿，有证据显示心外膜血管梗阻后可立即观察到心肌水肿，再灌注后 1 分钟，心肌水肿范围扩大，并于再灌注 3 天后达到峰值。心肌内出血、心肌细胞水肿和血小板及中性粒细胞的聚集共同形成对冠脉微血管的外源性机械挤压，加上早已存在的微血管损伤及其阻塞协同作用，先明显增加微血管阻力，后使整体冠脉系统阻力随之增加，必然造成心肌血流减少和心肌坏死增多的严重后果；微血管完整性的加剧破坏又进一步导致心肌出血和水肿及微血管阻塞，如此反复，形成恶性循环。因此，再灌注损伤可同时造成冠脉微血管结构和功能的损害。

3. 神经体液因素 人冠脉微血管上主要分布着 α_2 肾上腺素能受体，冠脉介入治疗过程中，球囊扩张对血流的阻断、支架对血管壁的支撑牵拉、血管再通后灌注压的突然增加以及冠脉微循环栓塞本身等均可引起心交感神经反射，这种反射可以通过肾上腺素能受体诱发冠脉微循环的强烈收缩或痉挛，造成微循环阻力增加，引起急性 CMVD。

4. 个体易感性因素 个体易感性因素导致医源性 CMVD 可能与冠脉微血管功能、结构和密度相关。遗传性因素可以影响腺苷对微循环舒张作用的反应性，如腺苷 2A 受体 1976T.C 的多态性被证实与冠脉微血管阻塞相关。*VEGFA* 和 *CDKN2B-AS1* 基因的变异也与 CMVD 易感相关。男性中，*MYH15*、*VEGFA* 和 *NT5E* 基因变异可以增加 CMVD 的风险。

（二）其他心脏介入手术相关的 CMVD

除 PCI 外，其他心脏介入治疗如经导管射频消融术（radiofrequency catheter ablation，RF）、经导管主动脉瓣膜植入术（transcatheter aortic valve implantation，TAVI）等均可引起 CMVD，但有关研究较为欠缺。2013 年的一项临床研究入选 49 例行 RF 治疗的心房颤动患者，术前和术后通过测量冠状动脉微血管阻力指数（IMR）评估微循环功能，结果显示：同基线比较，RF 术后 IMR 显著增加，提示存在 CMVD，进一步研究发现术后 CMVD 的发生可能与射频能量损伤的心内膜释放的炎症因子如 ALCAM、LpPLA2 相关，而且术后 CMVD 伴随着心室舒张功能障碍。另外，一项研究探索了 TAVI 术中快速心室起搏对冠脉微循环灌注的影响，研究者通过测量微循环血流指数评估冠脉微血管功能，结果提示快速心室起搏可以引起冠脉微循环血流骤停和血流恢复延迟，推测可能与快速起搏后微循环代偿性收缩有关。一项小样本研究显示，装有永久性心室起搏器的患者微血管血流异常，血流储备分数下降，但造成微血管功能异常的机制尚不明确。

（三）外科手术相关的 CMVD

研究发现，CABG 术后 24 小时内可观察到冠状动脉血流储备下降，直到 6 个月后才有所改善。CABG 术后早期冠脉微血管功能障碍与术中心脏停搏、低温体外循环、对心脏的物理刺激以及心脏复跳再灌注损伤等因素有关。体外循环技术广泛用于心脏、大血管外科等手术中，但是其对微循环灌注的影响值得引起重视。研究表明，体外循环后血管内皮细胞糖萼层发生急性降解，其完整性遭到破坏，进而影响微循环通透性和血流动力学。同样，神经体液因素也参与外科手术相关 CMVD 的发生，术中交感 -

肾上腺素能系统活性增强，使冠脉微血管收缩及功能改变。手术创伤和体外循环还可以引起系统性炎症反应，这可能与血液与体外循环管道的接触、主动脉钳闭等有关，系统性炎症反应可进一步损伤冠脉微血管内皮细胞，造成其功能紊乱。

二、医源性 CMVD 相关的临床现象

（一）无复流

部分患者在血运重建后心外膜下冠状动脉再通，但心肌再灌注未恢复，发生无复流（no-reflow phenomenon，NRP），这种严重并发症属于急性 CMVD。冠脉微循环的损害是 NRP 发生的基础。有证据显示 NRP 区域存在微血管损伤和内皮细胞结构、功能紊乱，伴随着血小板团块等，还有研究发现 NRP 区域分布着中性粒细胞浸润，提示炎症成分可以恶化 NRP 现象。如果 NRP 于再灌注 45 分钟内出现，可能与冠脉微循环栓塞有关，如果 NRP 出现在再灌注的晚期，则主要由组织坏死所致。根据冠脉微血管内皮细胞的损伤性质，将 NRP 可分为功能性和结构性 NRP。结构性 NRP 是因微循环内皮出现细胞结构上的不可逆损伤，而功能性 NRP 中微血管内皮细胞解剖结构是完整的，是由于出现痉挛或栓塞导致 NRP。

1. NRP 的定义和诊断　血运重建后常用 TIMI 血流分级系统评估血流恢复情况，TIMI 分级分为 0～3 级，一般将低于 3 级的血流等级定义为存在 NRP 现象。Rezkalla 等认为，尽管 STEMI 患者行 PCI 后罪犯血管血流恢复 TIMI 3 级，但仍有可能存在冠脉微血管阻塞，因此 TIMI 分级具有一定的主观性，不能客观、准确地诊断和评价 NRP，此时需要联合校正 TIMI 帧数（corrected TIMI frame count，CTFC）和心肌呈色分级（TIMI myocardial blush grades，TMBG）等指标来评估微循环灌注情况，TIMI 血流分级和 CTFC 均可用来评估心外膜血流，TIMI 血流分级主观性强；CTFC 比较客观，CTFC 指冠脉造影中对比剂到达指定的冠状动脉远端所需的帧数，间接地反映冠状动脉的血流速度，造影帧数越多，冠脉血流速度越慢，提示可能存在 NRP。近年来 TMBG 作为一种客观、简单、经济、重复性好的方法，开始在临床上用于评价血运重建后心肌灌注水平，分析对比剂进入心肌组织后心肌出现毛玻璃样显影的持续时间，亦分为 0～3

级，可作为反映冠状动脉微循环灌注状态的半定量指标。心肌显影密度分级（myocardial blush grade，MBG）进一步分析对比剂进入心肌组织后心肌显影密度的改变，分为 0 ~ 3 级，可作为反映冠状动脉微循环灌注状态的半定量指标。对于 TIMI 3 级的患者，若 TMBG 低于 3 级，仍有可能存在 NRP。因此，目前临床上常联合使用 TIMI 血流分级和 TMBG 确诊 NRP：TIMI 血流 ≤ 2 级伴任何 TMBG 分级或 TIMI 血流 3 级伴 TMBG 0 ~ 1 级。符合以上任意一条，即可确诊 NRP。NRP 的诊断还需排除冠脉夹层、冠脉痉挛或侧支循环的丢失等其他可能造成血运重建后冠脉血流降低的原因。

心电图、心肌声学造影（myocardial contrast echocardiography，MCE）和心脏磁共振成像（cardiac magnetic resonance，CMR）等检查方法在 NRP 的诊断中也具有重要作用。急性心肌梗死时，心电图表现为 ST 段抬高或呈单向曲线，目前认为早期 ST 段快速回落是冠脉再灌注的一个重要指标，ST 段回落（ST segment resolution，STR）不良的患者多存在冠脉微血管损伤，心肌损伤较重而使 ST 段恢复较慢，因此 STR 可以作为评估 NRP 的指标。Schröder 等研究认为，STR < 50% 提示可能存在 NRP，但进一步分析约有 1/3 的患者 TIMI 血流 3 级、TMBG 0 ~ 1 级不存在 STR 不良。因此，单纯使用 STR 评估 NRP 缺乏准确性。MCE 目前是诊断 NRP 的临床"金标准"，通过向靶病变冠脉内快速注入微气泡溶液，通过高频超声波破坏微泡，测量微泡再填充的速率，从而获取心肌血流容积和血流速度，定量分析局部心肌血流灌注情况和冠状动脉血流储备情况。CMR 可通过灌注显像、延迟强化成像评估微循环灌注情况，通常延迟强化显像提示 NRP，NRP 区域主要表现为心内膜下的深色、弱强化的区域，周围有明显强化显影的坏死或受损心肌。

2. NRP 的临床特征 血运重建后存在 NRP 的患者可表现为无症状，也可表现为心绞痛，甚至出现心力衰竭、低血压、心源性休克等，通常伴有心脏标志物升高。高龄、糖尿病、高脂血症、肾功能不全、STEMI、前壁心肌梗死、血流动力学不稳定以及急性心力衰竭 Killip ≥ 3 级的患者 PCI 术中更容易出现 NRP。不同研究显示，NRP 在血运重建后发生率从2%

到 60% 不等，这可能与患者基线水平、缺血时间、再灌注策略和评估方法有关：与非 ST 段抬高 ACS 患者或择期 PCI 患者比较，STEMI 患者急诊 PCI 后 NRP 更为常见。此外，大隐静脉桥血管 PCI 术后 NRP 的发生率较自身冠脉更高。冠脉闭塞时间、再灌注时间和心肌梗死面积等多种因素均可影响 NRP 的发生及严重程度。

研究发现，NRP 的出现与短期和长期死亡率、主要不良心血管事件、围手术期心肌梗死、左室射血分数下降、恶性心律失常和心力衰竭有明显相关性。美国国家心血管数据注册研究（National Cardiovascular Data Registry，NCDR）共入选 290 000 名行 PCI 的急性心肌梗死患者，术后 2.3% 的患者出现 NRP，其中伴有 NRP 的患者住院死亡率是无 NRP 患者的 2.2 倍。ACS 国际调研报道（ISACS-TC），5 997 名 ACS 行 PCI 后，2.1% 的患者出现 NRP，其中 PCI 术后 TIMI 血流 0～1 级是住院死亡率以及致命性室性心律失常的重要预测因素。研究报道，伴有 NRP 的患者长期预后不良，5 年死亡率高达 18.2%。

（二）围手术期心肌损伤

心脏围手术期心肌损伤（peri-procedure myocardial injury，PMI）是与血运重建策略相关的心肌受损，包括 PCI 和 CABG 相关的心肌损伤。使用钆对比剂延迟增强 - 心脏磁共振成像技术可对 PMI 进行评估，发现在 PCI 或 CABG 后，短时间内就有 32% 的患者出现了 PMI。此外，PCI 和 CABG 术后心肌肌钙蛋白升高（cTn）的患者行 CMR 检查可以发现心肌损伤的存在。PCI 术后有很大部分患者出现 cTn 值异常，其中稳定型冠心病患者中有 20%～40%，心肌梗死患者中有 40%～50%。因此，血运重建后检测 cTn 值，可以反映 PMI 情况。2018 年 ESC/ACC/AHA/WHF 联合发布的《全球心肌梗死统一定义》（第 4 版）中设定了 PMI 的最新标准：cTn 基线正常的患者术后 cTn 值增加大于正常值上限（URL）第 99 百分位数，或术前 cTn 基线大于 99% URL，术后 cTn 值增加大于 20%。

《全球心肌梗死统一定义》（第 4 版）进一步将 PMI 分为 PCI 相关 MI（4a 型 MI）、PCI 相关支架内血栓形成（4b 型 MI）、PCI 相关再狭窄（4c 型 MI）和 CABG 相关 MI（5 型 MI）。其中，与 CMVD 密切相关的是 4a

型 MI，其诊断标准不仅需要符合 PMI 的上述诊断条件，而且术后 cTn 值还要高于 5 倍 99% URL，同时需要符合以下四项中的一项：①新发的缺血性心电图改变；②新出现的病理性 Q 波；③影像学提示与缺血一致的新出现存活心肌的缺失或节段性室壁运动异常；④造影发现与操作相关的血流受限的并发症，如冠状动脉夹层、主要血管或侧支闭塞 / 血栓或出现远端栓塞等。

PCI 相关 MI 是 PCI 常见并发症之一，在除外冠状动脉夹层、侧支闭塞等其他情况下，PCI 相关 MI 极有可能与冠脉微循环结构和功能损害相关，斑块碎屑和微循环血栓形成在其中发挥着重要作用。研究发现，在行 PCI 的患者中，若术前冠脉微血管阻力较高，术后发生 4a 型 MI 的风险随之增加。Wu 等的研究认为，小范围的 PMI 与冠脉微循环的完整性损伤有关，而且术后 IMR 升高是 4a 型 MI 的独立预测因子。Mangiacapra 等连续入选 50 名稳定型冠心病患者行 PCI 术，通过测量 IMR 发现术后微血管阻力的动态变化与 PCI 相关的 PMI 有显著相关性，并计算出 IMR 预测 4a 型 MI 的界限值为 38，因此 IMR 有望成为预测 PCI 术后出现医源性 CMVD 的指标。

同无复流一样，PMI 也与主要不良心血管事件等不良预后有明显相关性。2013 年 Park 等荟萃分析了 11 项 PCI 相关的临床研究，共入选 23 604 名行 PCI 术的患者，其中 1 677 名患者术后出现 PMI，进一步分析显示高龄、女性、糖尿病、高血压、肾功能不全、多支病变、前降支病变、左主干病变、分叉病变、长病变以及植入支架数量都是 PMI 的独立预测因子，随访发现伴有 PMI 的患者较不伴有 PMI 的患者具有更高的死亡率。

三、医源性 CMVD 的防治

（一）器械性预防

1. 血栓抽吸　血栓抽吸导管可预防 PCI 中斑块和血栓碎屑到达远端，进而防治微循环栓塞。但是目前欧美关于 STEMI 患者管理指南中并不推荐血栓抽吸作为常规操作。TAPAS 研究首次对急性心肌梗死 PCI 术中血栓抽吸进行了获益评估，结果显示，常规血栓抽吸显著改善心肌灌注水平，但没有改善 30 天主要心脏不良事件。近期的著名研究 TOTAL 和

TASTE 研究却证实，常规行血栓抽吸并不能降低主要不良心血管事件。但是亚组分析显示，对高血栓负荷的患者术中行血栓抽吸可以显著降低心血管死亡。因此，行直接 PCI 的 STEMI 患者是否进行血栓抽吸取决于血栓负荷情况。

2. 远端保护装置　使用过滤装置或阻闭塞气囊进行远端保护，理论上可以预防斑块碎屑进入微循环，进而防止微血管栓塞，但是其临床获益尚未得到证实。多项临床试验证实，在 STEMI 患者直接 PCI 术中使用远端保护装置，与对照组相比，主要终点事件差异并无统计学意义。尽管如此，SAFER 研究发现，在大隐静脉桥血管介入术中使用远端保护装置，可以有效预防远端栓塞、提高心肌灌注水平，显著降低 PMI 的发生率，并且降低主要不良心血管事件。也有学者认为，当斑块负荷较大、远端栓塞或 NRP 的可能性较大时，可以考虑使用远端保护装置。

3. 延迟支架植入　延迟支架植入（deferred stent implantation，DSI）一般是指在直接 PCI 时先通过球囊扩张和血栓抽吸等手段恢复梗死相关血管的血流灌注，间隔一定时间后再次进行支架植入的治疗策略。尽管有多项研究表明 DSI 能有效改善支架植入后的 NRP 发生、降低心血管死亡、再梗死和支架内血栓发生率，但是近期的随机对照临床试验显示 DSI 并不能降低主要不良心血管事件，然而有意义的是使用 DSI 策略的患者，NRP 的风险明显降低。由此可见，目前 DSI 策略是否优于传统支架植入策略尚不能定论，欧洲 STEMI 诊治指南并不推荐常规采用推迟植入支架策略，但是对总缺血时间长、血栓负荷高、在直接 PCI 中通过球囊扩张或血栓抽吸后血流稳定的急性心肌梗死患者，可以尝试使用 DSI 策略。

（二）药物性防治

药物防治策略详见本书第七章。

第四节　其他因素与冠状动脉微血管疾病

在既往冠心病诊疗手段中，控制传统高危因素如吸烟、高血压、糖尿病、血脂异常及肥胖等一直是减少心血管疾病不良预后的主要方法。近年来研究发现，CMVD也存在与冠心病相似的高危因素，而且这些高危因素有可能同时促进冠心病和CMVD的发生与发展，如采取严格的危险因素干预措施，可能会延缓冠心病和CMVD，从而带来心血管获益。以下将有关内容逐一简要介绍。

一、高血压

高血压是心血管不良事件的独立危险因素之一，可诱发左室肥厚和射血分数保留的心力衰竭，从而进一步增加心血管疾病的发生率和死亡率。高血压不仅能够促进冠状动脉粥样硬化的发生、发展，而且还有可能诱发CMVD。研究证实，CFR受损为高血压患者的常见并发症，特别是部分合并有心外膜血管狭窄患者出现心肌缺血性症状的主要原因。已有研究表明，常见的降压药物包括血管紧张素转化酶抑制剂（ACEI）、血管紧张素Ⅱ受体阻滞剂（ARB）、钙通道阻滞剂等在降低高血压患者血压的同时也改善患者的CFR，从而改善高血压患者的预后。

（一）高血压合并CMVD的病理生理机制

一些早期研究发现，高血压人群中不合并冠脉明显狭窄的患者也会出现类似心绞痛表现，此类患者的心绞痛表现与CFR降低有明显相关性。也有研究提示，CFR降低在高血压人群中普遍存在。在高血压患者中出现微血管功能障碍的机制可能如下：第一，由于高血压患者血管外压力升高特别是伴有左室肥大的情况下，冠状动脉阻力增加，增加的冠脉血流量消耗了部分血流储备。第二，药物刺激后冠脉血流量因为微血管的总横截面积减少而降低。第三，由于冠脉灌注主要发生在心脏的舒张期，而高血压人群常合并舒张功能障碍。因此，左室舒张功能损害可能也参与了CMVD。

（二）特殊类型高血压合并CMVD

高血压导致的CMVD程度与高血压相关病变过程存在连续性。高血压前期进展成高血压的比例以及心肌梗死、冠心病、脑梗死的发生率远高于理想血压人群的患者，研究表明，此类患者的疾病发展过程也与CMVD相关。CFR的降低在高血压患者中早于动脉粥样硬化的形成，甚至在患者处于高血压前期时，CFR就已开始降低，甚至早于左室肥厚发生时；CFR的降低与高血压严重程度存在相关性。另一项研究也证实，患者处于高血压前期时，高血压晨峰的收缩压水平是预测 CFR 降低的独立因素。

难治性高血压患者更容易合并左室肥厚、外周血管疾病、肾损害，心血管事件风险较高；研究发现，相对于血压控制稳定的患者，难治性高血压患者的 CFR 水平更低，可能具有更高的心血管事件风险。

有关研究均提示，高血压持续时间或血压控制水平的差别与 CFR 的降低程度有一定的关系，加强高血压患者血压水平的控制有助于改善心血管的预后。Reiko 等纳入未使用药物治疗的高血压前期及高血压患者进行研究，比较降压药物治疗 1 年后的 CFR 水平，结果发现，高血压及高血压前期患者在治疗后血压虽然较治疗前明显降低，但并未达标，患者 CFR 仍低于健康对照组。但该研究标准血压设定值为 120/90mmHg，是否需要采取如此强化的降压治疗以及兼顾患者 CFR 时是否能为患者带来整体的获益或者增加其他风险，仍在探索之中。

单纯收缩期高血压好发于老年患者，而在年轻高血压患者中主要的高血压类型是舒张压和收缩压同时升高。现有部分数据表明，单纯性收缩性高血压的 CFR 受损程度不同。Huseyin 等利用心脏超声对收缩性高血压以及舒张性高血压患者的 CFR 进行比较，发现单纯收缩性高血压及单纯舒张性高血压的 CFR 均低于 2.5，且收缩性高血压 CFR 更低。CFR 与年龄、基础血压值、血压峰值呈明显负相关关系。也有研究认为，在老年患者中，收缩期高血压与血管内皮功能障碍有关，而舒张期高血压主要与阻力动脉内皮功能障碍有关。

此外，CMVD 在女性中的发生率普遍高于男性。这种性别差异的一个可能机制是女性的冠状动脉直径常小于男性，但冠脉血流速度快使得内皮剪切力高，这对冠状动脉结构和功能有负面的影响。女性容易发生 CMVD 的另一个重要的危险因素是高血压，高血压可能导致小动脉血管重构和间质纤维化，进而促进高血压的发生、发展。女性存在较低的动脉顺应性也是心血管事件的独立因素，Thais 等研究发现，女性患者血管顺应性较男性低，和女性患者出现 CFR 降低有直接关系。同时，女性高血压患者较男性更易发生单纯收缩性高血压。其主要发生机制之一也是血管顺应性降低。女性容易出现 CMVD 的另一原因是女性患者在发生高血压后容易出现左室肥厚，其患病率有年龄依赖性，在 80 岁以上的女性患者中约为 80%。左室肥厚可导致冠状动脉血流储备减少，心肌氧耗增加，即使在不合并严重冠脉狭窄的情况下，也会出现心肌缺血表现。

治疗上，目前研究证实 ACEI、ARB、钙通道阻滞剂等降压药在降压的同时可以提高 CFR。目前对 β 受体阻滞剂的研究较少，高选择性第三代 $β_1$ 受体阻滞剂 nebivolol 可以通过刺激内皮细胞释放 NO，扩张血管，从而显著改善冠脉血流储备。同时，卡维地洛可以改善高血压心肌肥厚患者的 CFR，但不能改善心外膜冠状动脉狭窄引起的 CFR 降低。

二、糖尿病

糖尿病患者患心脏和血管疾病的风险是正常人的 8 倍。在 2 型糖尿病患者中包含心肌梗死等在内的心血管疾病的发病率是非糖尿病患者的 2～4 倍，即使只存在糖耐量受损的患者发生动脉粥样硬化的风险也会增加。糖尿病的并发症可分为血管性或非血管性，其中，糖尿病微血管病变是临床最常见的微血管病变，微血管并发症与高血糖呈线性关系，常见的微血管并发症包括糖尿病视网膜病变、糖尿病肾病及糖尿病心肌微血管病变；高血压、血脂异常、遗传因素、肥胖、凝血障碍和吸烟等若再合并高血糖，会加速糖尿病慢性并发症的发生与发展。

（一）糖尿病合并 CMVD 的病理生理机制

内皮细胞覆盖血管内壁，具有维持血管内稳态所必需的多种功能，包括维持血管完整性、调节血管张力和血流、血管生长和重塑、细胞黏附、血管生成、组织生长和代谢、免疫反应、止血和血管通透性等。内皮细胞功能障碍会导致白细胞黏附和迁移，内皮抗聚集特性丧失，导致血小板聚集和血管收缩物质释放。炎性介质如 TNF-α、IL-1 和内毒素可损害内皮细胞功能，导致内皮细胞表面黏附分子高表达，细胞因子和趋化因子分泌增加及活性氧生成，导致内皮下层低密度脂蛋白氧化。与冠脉大、中血管收缩和舒张不同，心肌微血管的舒张和收缩主要依靠代谢产物和 NO。在微血管中，损伤后的内皮细胞产生的 NO 明显减少，因此血管舒张物质的作用减弱，而血管收缩物质的活性增强，血小板聚集增加。

糖尿病患者内皮功能障碍，产生大量的活性氧，而 NO 产生减少。糖尿病患者的内皮功能障碍还可通过许多其他机制表现出来，包括内皮前列环素分泌减少、纤溶能力受损、促凝血活性增加、生长因子和细胞外基质蛋白的过多产生，内皮通透性增加和氧化应激增加等。上述所述机制同样也参与动脉粥样硬化性心血管疾病的发病过程。高血糖的另一个重要后果是蛋白质糖基化修饰。血红蛋白糖基化是蛋白质糖基化最早发现，也是研究最完善的例子。通过一系列反应，高糖血症导致细胞内、细胞表面、细胞外基质和血流中形成糖化蛋白，其结果是内皮细胞的酶活性、结合调节分子的能力、蛋白质交联和蛋白水解敏感性、大分子识别、内吞和免疫原性的改变，导致不同生理过程的改变和慢性糖尿病并发症的发生。除了增加内皮细胞糖基化终产物的形成外，高血糖还会导致血管壁不同细胞的不同损伤，如促进平滑肌细胞增殖等。这些均会导致血管内皮及血管的功能损伤及障碍。

胰岛素抵抗是 2 型糖尿病的主要发病机制，也参与内皮细胞功能障碍，胰岛素通过 PI3K/Akt 途径导致内皮型一氧化氮酶活化，从而促进 NO 产生。健康人输注胰岛素可刺激血管舒张，增加外周组织血流量，而糖尿病和胰岛素抵抗患者这一作用明显削弱。高胰岛素血症还与许多重要的病理生理过程有关，如游离脂肪酸和促炎症介质水平的升高。内皮功能障碍和胰岛素抵抗之间的交互联系在药物干预研究中得到证实，如二甲双胍、罗格列酮、曲格列酮和吡格列酮已被证明能明显提高胰岛素的敏感性，并且可同时改善各种血管床的内皮功能。

（二）糖尿病患者合并 CMVD 的临床意义

在不存在心脏疾病表现的 2 型糖尿病患者中，CMVD 普遍存在。在一个横断面研究中，研究者在排除冠脉狭窄性病变患者后，采用 PET 对 2 型糖尿病患者进行 CFR 测量，糖尿病患者尤其是伴有蛋白尿的患者的 CFR 较正常人群明显减少，这表明糖尿病可导致多个微血管床上出现常见的微血管损害。另一项研究利用腺苷负荷 CMR 检测 CFR，研究中首先排除冠脉狭窄 > 50% 的糖尿病患者，然后进行 T_1 成像和腺苷负荷非对照 T_1 成像，最终发现糖尿病患者的 CFR 较健康对照者明显降低和腺苷负荷非对照 T_1 成像钝化，提示糖尿病患者存在冠状动脉微血管病变。在不合并冠心病的糖尿病人群中，Di Carli 等利用使用 PET 和 ^{13}N- 氨作为血流示踪剂，并通过腺苷负荷实验和冷加压实验对心肌血流量进行测量，他们证实糖尿病患者中腺苷诱导的内皮依赖性充血和冷加压试验中内皮非依赖性充血的冠状动脉舒张功能显著降低，并且 1 型和 2 型糖尿病患者的情况相似。这表明糖尿病在心肌微循环系统中有重要的致病作用。同时，冠状动脉阻力血管对交感神经刺激反应增强和舒张反应受损亦与糖尿病自主神经病变有关。在无冠心病的 1 型糖尿病青年患者中通过 PET 测定静息时和服用双嘧达莫后的心肌血流量，显示冠状动脉反应性受损。同样在 2 型糖尿病患者中使用 PET 追踪心肌血流，发现患者心肌血流储备减少，健康对照组和 2 型糖尿病患者在休息时的心肌血流量相当，但双嘧达莫给药后糖尿病患者的心肌血流量显著低于健康对照组。在 2 型糖尿病患者中，SPECT 也检测出微血管功能障碍的存在，其均匀分布于左心室壁，并且其灌注缺陷不可逆。对冠状动脉造影正常和左室收缩功能正常的糖尿病患者进行有创性检测时发现，患者存在 CFR 下降和乙酰胆碱诱导的冠状动脉舒张受损。

有证据表明，CFR 保留的糖尿病患者发生心脏事件概率与非糖尿病患者相似。在没有明显冠心病的糖尿病患者中，CFR 受损的患者死亡率与先前患有冠心病的非糖尿病患者相当。Cortigani 等证明，在心外膜冠状动脉受累之前，已发生 CMVD 是 2 型糖尿病患者不良结局的独立和强有力的预测因子，他们研究了 144 例 2 型糖尿病患者左前降支 CFR，这些患者有胸痛或心绞痛样症状，但左室收缩功能正常、血管造影也无严重冠脉狭窄。在 29 个月的随访中，CFR 降低的患者年 MACE 发生率为 13.9%，而 CFR 增加的患者年 MACE 发生率仅为 2.0%。这一发现说明了微血管功能障碍对预后的不利影响。在一组采取 FFR 指导下进行血管重建的回顾性研究中，糖尿病患者的 2 年 MACE 发生较无糖尿病者增加约 3.5 倍。当糖尿病患者合并 IMR > 25 的情况下，2 年 MACE 发生率约为无糖尿病者的 9 倍。因此，糖尿病合并心肌梗死患者在血管重建后缺乏微血管再灌注似乎是导致严重不良心脏事件（死亡、再梗死和充血性心力衰竭）主要原因之一。

目前针对糖尿病患者 CMVD 治疗进行评估的研究很少。所有患者都应该对冠状动脉危险因素达到最佳控制。血糖控制是否有助于预防或逆转糖尿病 CMVD 还没有定论。少数和部分数据提示，糖尿病控制水平好坏似乎与是否发生 CMVD 并无联系。Valenzuela Garcia 等分析了 100 例 2 型糖尿病患者和 214 例非糖尿病患者，发现血糖控制程度与是否合并 CMVD 之间缺乏相关性。同时对 2 型糖尿病患者进行更严格的血糖控制，并没有阻止心力衰竭的发生。另一项研究利用多普勒超声作为检测手段，发现糖尿病患者的 CFR 降低与糖化血红蛋白（HbA1$_c$）水平也无相关性，类似研究还发现糖尿病 CFR 降低和不降低患者之间 HbA1$_c$ 差异并无统计学意义；也有研究发现，对于女性糖尿病患者，血糖控制不稳定更容易产生 CMVD，但这一现象并未在男性糖尿病患者中重复发现。但更多的临床研究指出，血糖控制水平与是否发生 CMVD 有直接关系。研究指出，当胰岛素抵抗和 HbA1$_c$ 异常同时出现时，非糖尿病患者 CFR 受损就已显现。利用 SPECT 进行心肌血流成像前瞻性研究中发现，糖尿病患者 HbA1$_c$ 升高时更容易出现 MPT 异常。此外，心肌血流储备量与 5 年平均血红蛋白水平和空腹血糖水平呈负相关，这些研究意味着血糖控制与冠状动脉微血管功能有关。因此，严格的血糖控制有可能减少冠脉微循环障碍的发生。然而，对于已经发生 CMVD 的患者，是否能够通过改善血糖水平以提高患者 CFR 仍有待研究；但不管是针对糖尿病本身，还是高血糖作为冠心病和冠脉微循环障碍的主要危险因素，将血糖控制在理想范围是治疗的第一步。

　　血管紧张素引起血管收缩，通过 ACEI 和 / 或 ARB 抑制其作用，可抵消其影响并促进血管扩张。Pauly 等对无阻塞性冠心病且 CFR < 2.5 的胸痛妇女进行喹那普利治疗研究，发现喹那普利可以明显改善患者症状，并提高患者 CFR；其他研究亦有类似结果，患者症状和 CFR 在经过 ACEI 或 ARB 类药物治疗后均能得到不同程度改善。肾素 - 血管紧张素 - 醛固酮系统可能是治疗糖尿病患者 CMVD 的一个有吸引力的靶点。研究表明，使用 ACEI 类药物可改善无冠脉狭窄的糖尿病患者的 CFR，而加用螺内酯进一步增强了这种作用。另外，研究发现，女性糖尿病患者容易出现 CFR 降低和左室舒张功能障碍，其主要原因可能是女性对醛固酮的反应性过高，

故醛固酮受体拮抗剂有可能对女性患者有更多的额外获益。

虽然 β 受体阻滞剂、钙通道阻滞剂、他汀类药物、西地那非、雌激素及抗心绞痛药物（如雷诺嗪、尼可地尔等）已被证明可以改善不合并冠脉狭窄的心绞痛患者的症状或 CFR，但是否能改善糖尿病诱发的 CMVD 仍无相关研究。

三、高脂血症

血脂异常主要包括总胆固醇、低密度脂蛋白胆固醇（low density lipoprotein cholesterolemia，LDL-C）和甘油三酯水平升高及高密度脂蛋白胆固醇（high density lipoprotein cholesterolemia，HDL-C）水平降低。因为高胆固醇血症对动脉血管的致动脉粥样硬化作用被认为是心血管疾病的主要危险因素之一，是许多心血管疾病如冠心病、高血压等治疗的靶点。近年来越来越多的实验证据和临床研究表明，在动脉粥样硬化发生之前，高胆固醇血症已导致冠脉微血管功能受损。

Dayanikli 等应用 PET 检查证明冠状动脉正常的高胆固醇血症患者 CFR 出现明显降低。Kaufmann 等同样利用 PET 检查进一步评估高胆固醇血症但无症状受试者中，不同脂质亚组分对 CFR 的影响，结果发现，CFR 与 LDL-C 呈强负相关，与总胆固醇无关，与 HDL-C 水平仅呈弱相关。采用 LDL 分离治疗作为降低 LDL-C 血浆水平的一种干预策略，已被证明其可以逆转与脂蛋白相关的冠状动脉微循环损害。对严重的家族性高胆固醇血症患者在最佳降脂药物的基础上定期进行 LDL-C 分离治疗的患者在接受负荷超声心动图时，其左前降支 CFR 较治疗前明显升高。此外，其 CFR 也高于仅采用最佳药物治疗的家族性高胆固醇血症患者。这不仅证明高 LDL-C 血症是导致患者冠脉微循环障碍的高危因素，更证明降低 LDL-C 可以改善其造成的 CMVD 损伤程度。

Mangiacapra 等的研究进一步证实了高 LDL-C 水平对微血管功能的损害。在这项研究中，作者通过有创性冠状动脉造影的 FFR 和 IMR 的测量，证明 95 名冠心病患者的总胆固醇和 LDL-C 水平与 CMVD 之间存在相关性；而且这种相关性并不取决于心外膜动脉粥样硬化的严重程度及病变血管的数量。在没有严重冠状动脉狭窄情况下的动物实验也提供了部分证据，与家族性高胆固醇血症相关的 CMVD，在限制静息和运动时的心肌供氧方面起着关键作用，从而导致心功能受损。

尽管男性和女性有着相似的冠心病传统危险因素，但他们的血脂异常患病率和对疾病严重程度的影响却不尽相同。高总胆固醇水平在男性中更为突出，而低 HDL-C 和高甘油三酯是女性的相关危险因素。Mygind 等调查了 3 568 名女性心血管危险因素与 CFR 受损之间的关系，发现 CFR 受损的女性 HDL-C 水平显著降低。另一项研究在 24 名 LDL-C 低于 100mg/dl 的成人中应用 CMR 进行 CFR 评估，发现总胆固醇、LDL-C、总 LDL-C 和总 HDL-C 均与 CFR 相关，但经过多变量调整后发现与微血管功能相关的脂质只有总胆固醇。

流行病学研究和临床荟萃分析提供了强有力的证据，证明总胆固醇水平与心血管相关死亡率之间存在着强相关性。ISACSCT 研究发现，在 5 997 名心肌梗死后进行 PCI 的患者，约 2.1% 的人出现了无复流现象，而这些人群中有高胆固醇血症史比例更高。同样，一项以 150 例 STEMI 患者为研究对象的研究发现，高胆固醇血症与无复流的心电图表现有直接关系。最近的一项 235 例接受血管重建的 STEMI 患者前瞻性观察研究证明，入院时 LDL-C 水平而不是 HDL-C 或甘油三酯水平，与 CMR 评估的微血管损伤独立相关。该研究进一步强调，LDL-C 与微血管损伤的相关性可以预测 PCI 术后 MACE 的发生和临床结局。虽然多数研究结果均提供了有力证据证明血脂异常可导致 CMVD 发生，但具体的致病脂质组分研究尚不充分，血脂异常造成的 CMVD 更倾向于单一致病脂质亚组还是多种脂质亚组还需深入研究。

各类降脂药物中，他汀药物具有最强的证据。应用他汀类药物治疗急性心肌梗死患者可改善梗死区的微血管功能，减轻 PCI 术后 6 个月的左室重构。在血管重建前的他汀类药物预治疗可以明显改善 STEMI 和 NSTEMI 患者的 CMVD，这体现在 30 天随访时超声评估 CFR 的改善。他汀类药物似乎通过其"多效性"效应如调节内皮功能、抑制炎症和减少血栓形成反应，来减轻心脏介入治疗时的微血管损伤。ARMYDA 研究在选择性 PCI 术前使用 7 天阿托伐他汀治疗，可预防 PMI，作者认为这是由于他汀类药物相关的抗炎特性有助于减少冠状动脉介入治疗期间的微血管栓塞。

综上结论，不论是否合并冠脉粥样硬化，CMVD 在血脂异常患者中普遍存在，而降脂治疗一箭双雕，既有利于改善冠脉粥样硬化，又有利于减轻 CMVD 异常状况。

四、肥胖

肥胖是心血管疾病的直接或间接危险因素，促进心血管事件的发生和死亡率增加。研究发现，肥胖者即使不存在冠心病，也会有胸痛等缺血性症状。与高血压患者相比，2 型糖尿病和肥胖者发生 CMVD 的风险更大。肥胖导致患者的心脏形态和功能发生异常，这些异常与其相应的血流动力学、代谢和内分泌学变化相适应，而这些异常变化直接或者间接地参与心血管事件的发生。尽管目前从基础和临床的角度对肥胖在 CMVD 中的具体作用机制都还不十分清楚，但肥胖者通常表现为慢性、低级别的血管炎症，伴有巨噬细胞浸润、促炎性脂肪因子（瘦素）和细胞因子（IL-6、TNF-α）水平升高以及保护性脂联素水平降低。

（一）肥胖与 CMVD 的关系

Martin 等应用 PET 检测绝经后妇女在静息、冷加压试验和腺苷输注后的心肌血流，确定基线、内皮依赖性及内皮非依赖性血流变化，结果显示，受试者的腰围和臀围增加、体重增加和频繁体重波动与静息和内皮依赖性心肌血流量受损相关；与对照组相比，超重组和肥胖组（无高血压、吸烟和糖尿病）在冷加压实验中反映内皮相关心肌血流下降，而肥胖组和病态肥胖组患者的心肌血流变化相似；在超重、肥胖和病态肥胖组，腺苷输注后充血性心肌血流量明显低于对照者。也有研究发现，无冠心病的绝经后肥胖妇女的心肌血流量升高，但是静息血流量的增加与 CFR 的显著减少有关。另一研究显示，虽然基线心肌血流量与体重较轻患者相当，但肥胖患者的冷加压试验或潘生丁诱导的血流量增加率却明显减少。Quercioli 等同样发现，在超重和肥胖患者冷加压试验中，心肌血流量增加幅度减少。在另一项研究中，应用 PET-CT 测量的 CFR 在对照组和超重组之间没有差异，但在肥胖组则显著降低。综上所述，这些研究表明虽然肥胖患者的基础心肌血流量受损不明显，但当冠状动脉循环受到影响以及患者代谢需求增加时，就有可能引发冠状动脉微循环障碍。

（二）肥胖合并 CMVD 的病理生理机制

肥胖还可通过许多其他机制影响冠状动脉微血管功能。NO 介导的冠状动脉扩张减少可能与 NO 的生物利用度降低和 NO 的 cGMP 途径改变有关。2 型糖尿病和肥胖症患者的慢性、低水平的血管炎症，包括一些促炎细胞因子，如 IL-1α/β、IL-6 和 TNF-α，以及 Cox-2 表达上调也有可能影响冠状动脉血管舒缩反应，但它们在肥胖症患者冠状动脉血管内稳态调节中的具体作用尚不清楚。脂肪细胞通过分泌各种细胞因子、激素和生物活性肽来发挥重要的内分泌功能，因此脂肪因子水平的改变与肥胖患者血管功能障碍的发生应该有关，它们可以影响内皮素和平滑肌依赖的血管调节机制。研究表明，高水平瘦素可以减弱健康犬离体冠状动脉环对乙酰胆碱的舒张反应。瘦素受体在冠状动脉中表达，并与药物性 NO 依赖性血管舒张作用结合，肥胖者中存在高瘦素血症可能导致内皮功能障碍。另一种脂肪因子 resistin 可降低猪冠状动脉内皮依赖性舒张对缓激肽或硝普钠的反应，氧化应激可能在此过程中起重要作用。循环脂肪因子对肥胖患者冠状动脉舒张反应有不良影响。研究发现，在肥胖人群中内皮细胞相关的心肌血流量变化与内源性大麻素的增加呈负相关，而与瘦素或 CRP 无关。但也有研究发现，内皮细胞依赖性心肌血流量变化与瘦素和 CRP 升高、胰岛素水平和内源性大麻素水平呈显著正相关。肥胖者冠状动脉微血管密度降低，也可能导致最大心肌血流量降低、心肌代谢受损、舒张功能障碍等变化。

既往研究明确，心外膜脂肪组织（epicardial adipose tissue，EAT）与冠状动脉微循环血管变化之间存在潜在的重要联系。研究发现，EAT 可预测无阻塞性 CAD 患者的冠状动脉舒张功能受损。CT 发现 EAT 厚度增加与 CFR 受损相关，而且推荐为微血管功能障碍的一个指标。同样，超声心动图测量显示受试者 EAT 厚度增加与 CFR 受损相关，它也被作为冠状动脉血流储备恶化的一个预测因素，不论是否合并代谢综合征。然而，最近 Bakkum 等在排除非阻塞性冠心病患者中研究 EAT 与微血管功能之间的定量关系，应用 PET/CT 成像进行测量，调整左心室质量和传统危险因素影响后，发现 EAT 容量与冠状动脉微血管功能无显著相关性。Brinkley 等利用 CMR 对 CFR 进行评估，在无心血管疾病症状的成年人中也没有发现心包脂肪和心肌灌注之间的关联性。因此，目前多种有关 EAT 和微血管功能障碍之间联系的研究存在很大矛盾和不确定性。

肥胖相关血管功能障碍的治疗选择非常有限，最重要的是生活方式的改变，包括有氧运动、充足的营养和减肥，以及戒烟。药物治疗的中心目标是用影响微血管的药物，改善受损的冠状动脉微血管结构和功能。

五、吸烟

吸烟是心血管疾病的传统高危因素，吸烟可损伤血管内皮、加速动脉粥样硬化，导致冠心病发生。吸烟同样可以引起微血管内皮功能障碍，诱发血小板聚集、黏附，使阻力动脉的舒张调节受损，进而导致 CMVD 发生。

Kaufmann 等利用 PET 发现，与不吸烟者相比，吸烟者腺苷负荷的冠脉微循环充血减少，CFR 降低。长期吸烟对冠脉微循环的影响是慢性和持续的，但在吸烟后即刻可对冠脉微循环造成急性损伤，Gullu 等在健康的吸烟群体中研究发现吸入常规烟受试者及吸入轻烟受试者的冠状动脉血流速度储备分别为 2.65 和 2.68，均明显低于不吸烟人群；而吸入两支烟 30 分钟后，吸入常规烟者的冠状动脉血流速度储备由 2.65 进一步降低至 2.18，吸入轻烟者也由 2.68 进一步降低至 2.05。以上结果说明，吸烟不仅会造成慢性及急性冠脉微循环损伤，而且无论何种烟型或烟量，都会对心肌微循环造成损伤。该团队随后又证明，无吸烟史者在吸轻烟及常规烟 30 分钟后同样会导致受试者的 CFR 降低。

不同种类的烟草似乎对心肌微血管功能的影响有一定区别，除上述提到的轻烟及常规烟对心肌微血管功能的不良影响外，薄荷烟也会造成受试者急性的 CFR 降低。研究发现，受试者在吸入水烟后心肌血流明显增多，同时伴有心率变异率降低，提示受试者的交感神经激活，这些现象在受试者服用普萘洛尔消失。研究认为，尼古丁和一氧化碳都会损害血管系统，但尼古丁主要损害大动脉，而一氧化碳主要作用于小动脉。不含尼古丁的电子烟不会对皮肤的血流速度及微血管舒张产生作用，而含有尼古丁的电子烟则会损伤皮肤微血管对乙酰胆碱的舒张反应。关于电子烟是否会损伤心肌微循环，目前尚无报道。但电子烟提供了一种工具，能够分开研究尼古丁及碳氧化物对心肌的危害。不管主动吸烟还是被动吸烟都是心血管病的高危因素，甚至有人提出二手烟中的有害成分更多、危害更大。从上述研究结果来看，即使吸入少量烟量，也会影响心肌微循环系统，因此长期吸入二手烟势必也会影响心肌的微循环系统，但仍需进一步相关研究进行验证。

六、风湿免疫系统疾病

自身免疫性风湿病（autoimmune rheumatic disease，ARD）是以免疫系统异常、炎症损伤及靶器官损害为特征的一类疾病的统称。其主要病种包括系统性红斑狼疮、系统性硬化、类风湿关节炎、特发性炎症性肌病及原发性血管炎等。这些患者中冠状动脉粥样硬化及冠脉微血管疾病是常见的心脏损害，并且与此类患者的高心血管事件发生率和心源性死亡率相关。早期研究认为，ARD 对心脏的危害主要体现在异常的炎症反应加速冠脉血管硬化，从而诱发冠心病。这种现象可归因于风湿病增加了患者动脉粥样硬化的危险因素，使用包括皮质醇在内的特殊药物，但也可能是全身异常的免疫反应和炎症机制的结果。关于 ARD 对冠脉微循环的损伤作用，目前知之甚少。已有研究证明，在此类疾病中，异常的免疫及炎症反应会同时损害心脏微血管，从而进一步导致冠脉微循环障碍；并且在冠脉大血管正常的风湿病患者中，冠脉微循环障碍普遍存在，是患者心血管事件和心源性死亡发生的独立危险因素。

冠状动脉粥样硬化是 ARD 患者心脏受累的最常见的表现。但越来越多的证据表明，冠脉微循环障碍在 ARD 中亦广泛存在，并可能在此类患者的急性冠状动脉综合征、心力衰竭和心律失常中起关键作用。即使在没有动脉粥样硬化疾病存在的情况下，冠脉微循环障碍仍与心血管事件高风险相关。冠脉微循环障碍可显著增加死亡率，尤其是系统性疾病患者中。新的心脏成像技术广泛应用，使得人们越来越有可能认识到这些心脏受累的形式。不同的生物学机制和危险因素在与 ARD 相关的心脏病中发挥作用，其中一些因素同时导致动脉粥样硬化和微血管损伤。ARD 的免疫炎症损伤既可导致心外膜大血管损伤，也可导致微血管损伤和不同程度的心肌炎症。炎症环境和活性氧可引起冠状动脉微循环和心肌细胞的结构和功能改变，导致血管调节受损、收缩功能障碍和心律失常。

（一）系统性红斑狼疮

系统性红斑狼疮（systemic lupus erythematosus，SLE）是一种常见的系统性结缔组织疾病，好发于年轻女性，可引发全身多脏器的慢性炎症和功能不全。SLE 广泛侵及心血管系统，可导致患者心肌炎、心包积液、瓣膜损害等心脏表现，并可增加患者发生冠心病、心功能不全、高血压及心律失常的风险，是患者致残和死亡的重要原因之一。在这些心脏损害中，冠心病和心肌炎是 SLE 患者的主要心脏表现和主要死因之一。已有研究表明，SLE 会加速冠状动脉粥样硬化进程，SLE 女性患者患冠心病的风险增加了 7.5 倍，中青年女性 SLE 患者发生心肌梗死的风险甚至比健康女性增加 50 倍。然而，传统的心血管危险因素如性别、年龄、血脂异常、心脏疾病家族史和是否患有高血压等不能完全解释 SLE 患者心血管危险性如此增加的原因。目前研究发现，年轻女性 SLE 的 CFR 明显低于对照组，患者血管舒缩张力功能受损，提示冠状动脉微血管功能改变。另一项研究发现，该类患者 CFR 与抗氧化能力直接相关，与血清 CRP 水平相反，提示氧化应激和炎症在 SLE 的微血管功能障碍发病机制中起重要作用。

SLE 患者常在冠状 CTA 正常的情况下出现心绞痛。在一组 CTA 检查阴性同时伴有胸痛的患者中，腺苷负荷 CMR 发现 44% 的 SLE 患者存在微血管灌注异常，提示此类患者的胸痛主要与冠脉微循环障碍高度相关。利用 SPECT 和 PET 成像技术进行的研究进一步证实了这一发现。另一队列研究中，调查者对女性 SLE 患者在基线检查时和 5 年随访时采取了 CMR 和 CTA 检查，在随访中大多数患者有持续性心绞痛，并且半数患者在无冠脉阻塞的情况下出现了心肌灌注减低，提示患者出现冠脉微血管功能障碍。上述证据表明，在无冠脉阻塞的情况下，SLE 的患者胸痛表现多由冠脉微循环障碍诱发。值得深思的是，在无症状的患者中是否存在冠脉微血管损伤仍不明确。研究发现，在没有心脏疾病表现的患者中，部分患者出现肌钙蛋白升高、心脏 MRI T_1 和 T_2 成像增强等表现，这些结果提示在没有心脏症状的 SLE 患者中也存在着内皮功能紊乱甚至出现微循环障碍的可能。所有这些发现都表明冠脉微循环障碍在 SLE 中相当常见，并且在没有冠脉阻塞的情况下，冠脉微循环障碍是导致此类患者持续性胸痛的主要原因之一。目前对于 SLE 诱发的冠状动脉微血管功能障碍的机制尚不明确，但 SLE 疾病本身的异常免疫激活和炎症反应可能是导致微循环障碍和加速动脉粥样硬化的原因之一，因此，皮质激素和免疫抑制剂在缓解 SLE 病情的同时是否能够在心肌微血管水平带来获益值得进一步研究。SLE 患者常合并血脂异常，他汀类药物不仅具有降脂作用，而且还能够治疗动脉粥样硬化，对微血管功能具有保护作用，因此对 SLE 相关的微血管功能障碍可能具有潜在的治疗价值。

（二）系统性硬化

系统性硬化（systemic sclerosis，SS）是一种复杂的自身免疫性结缔组织病，其特征是免疫失调介导的微血管损伤和受累脏器后期的纤维化病变。此类疾病在早期即可出现小血管内皮的功能紊乱，在周围循环系统中主要表现为雷诺现象。大量证据表明，SS 患者存在冠脉微循环功能不全，并且其是决定患者预后的主要因素之一。与其他受累器官一样，心肌微血管病变先于细胞外基质沉积和纤维化的发生，这可以解释在心脏受累的"血管期"不能检测到患者左室舒张功能障碍，但此时患者的微循环已经受损。一项针对 SS 和其他结缔组织病患者进行的 SPECT 心肌显像冷诱导研究显示，约一半 SS 患者出现可逆性灌注异常，即"心脏雷诺现象"。随后的随访研究发现，此现象是预测 SS 患者发生左室功能不全的有力指标。

在临床上对无症状的 SS 患者利用心脏彩超进行 CFR 检测时发现，50% ~ 60% 的患者存在冠脉微循环障碍。心脏磁共振更是检测出多达 97% 的患者有心内膜下灌注缺陷，并且微血管损伤或心肌纤维化与患者是否存在动脉粥样硬化并无关联，这提示 SS 患者的微血管损害独立于动脉粥样硬化损害。此外，研究发现 CFR 检测到的微循环障碍与利用微血管显微镜指甲甲皱处发现的微血管损伤之间存在着强烈相关性，进一步证实心肌微血管损伤是 SS 的系统性血管损伤的一部分。与 SS 的其他微血管表现（如肺动脉高压和指端溃疡）一样，原发性心肌受累的主要发病机制似乎同样是血管收缩和血管舒张介质之间的失衡导致的缺血性损伤。在这些情下，钙通道阻滞剂（如硝苯地平）已被证明可改善心肌灌注，并能防止患者出现左室舒张功能障碍。

这些数据表明，在 SS 患者中，冠脉微循环损害是 SS 全身血管损伤整体中的一部分，并且可导致患者后期出现左室舒张功能障碍。早期可检测到亚临床微血管性心脏损害，但此时是否应该进行血管扩张治疗或应用免疫抑制剂及抗炎药物仍有待探索。阿司匹林通常用于有指端溃疡的 SS 患者，但对于那些没有患指端溃疡的 SS 患者，没有使用阿司匹林的指征。

（三）类风湿关节炎

类风湿关节炎（rheumatoid arthritis，RA）是一种慢性全身性炎症性疾病，除关节损害外，还可导致全身多器官和组织损害，其总体发病率约占成年人的 1%。与没有 RA 的人群相比，RA 患者的心血管病发病率和死亡率明显增加，心血管疾病已被认为是导致 RA 患者死亡的主要原因。据统计，与普通人群相比，RA 患者患心血管疾病的风险至少高出 50%。过去认为，RA 患者心血管事件增加主要是 RA 加速动脉粥样硬化所致。在 RA 患者中，传统心血管危险因素增加，同时炎症反应驱动的动脉粥样硬化进一步增加 RA 患者的冠心病风险。但通过统计学方法对冠心病因素进行校正后，RA 患者死于心力衰竭的风险仍增加了 2 倍。这表明冠脉大血管病变并不能完全解释 RA 患者心血管事件的额外增加。

研究表明，RA 患者的高心血管事件与心脏微血管受损相关。微血管内皮功能障碍可能是其风险增加的原因之一。遗传因素、免疫失调、炎症、代谢紊乱、类固醇和抗炎药物使用等众多机制被认为是导致这些患者内皮功能障碍的原因。目前已经开展关于 RA 患者心脏微血管疾病的研究。有报道发现，RA 患者和糖尿病患者在多巴酚丁胺负荷试验后的 TTE 检查时表现出相似的缺血性变化。然而此队列中冠脉大血管病变并未明显高于对照组，因此支持患者在 TTE 检查时出现的缺血性改变有可能是由微血管损伤导致。Amigues 等发现，约 30% 没有临床心血管疾病症状的 RA 患者在进行 PET/CT 评估时出现心肌血流储备降低，患者 IL-6 水平与较低的心肌血流储备显著相关，使用降低 IL-6 水平的肿瘤坏死因子抑制剂可增加患者的心肌血流储备。

如前所述，类风湿关节炎的慢性炎症反应似乎有助于同时加速动脉粥样硬化和冠脉微血管疾病。在一组没有传统心血管病高危因素的类风湿关节炎队列研究中，患者表现出 CFR 的减低和主动脉内膜中层厚度的增加，值得注意的是，这些患者的 RA 病情控制稳定，并非处于活动期，提示慢性的潜在的炎症反应也参与 RA 患者冠脉微循环障碍的发生和发展。总之，这些研究表明 CMVD 和动脉粥样硬化在类风湿关节炎中有相似的发病机制。除此而外，目前数据表明针对缓解 RA 病情的治疗措施并不一定能保护微血管内皮功能。考虑到 RA 患者的高心血管风险，在选择治疗药物时，应当将是否能够保护冠脉微血管内皮细胞功能作为选择药物的一个关键参考点。

（四）原发性血管炎和特发性炎症性肌病

原发性血管炎是一组以血管炎症为特征的自身免疫性疾病。在此类疾病中，抗中性粒细胞胞质抗体相关性血管炎（anti-neutrophil cytoplasmic antibody-associated vasculitis，ANCA-AAV）主要损伤小血管，此类疾病的心脏损害与冠状动脉微循环障碍本身就具有内在联系。其主要包括肉芽肿性多血管炎（granulomatosis with polyangiitis，GPA）、嗜酸性肉芽肿性多血管炎（eosinophilic granulomatosis with polyangiitis，EGPA）和显微镜下多发性脉管炎。EGPA 的重症患者中心脏受累更为明显，并且是患者死亡的主要病因。Hazebroek 等首先利用心电图和超声心动图检测发现约 62% 的 EGPA 和 46% 的 GPA 患者的出现心电图和超声心动图结果异常，并且与后期随访中的心血管事件增加和全因死亡相关。在同一研究中，Hazebroek 等再次使用 CMR 检测发现 EGPA 患者和 GPA 患者的心脏受累率分别上升到 66% 和 61%。在另一项包括 ANCA 相关性血管炎、非 ANCA 相关性血管炎、结缔组织疾病、关节炎、结节病的队列研究显示，AAV 患者心脏受累的患病率最高，而 EGPA 亚群中 CMR-LGE 阳性结果更常见，高达 67%；LGE 显像通常出现在整个左室圆周的心内膜下段，有时出现在心肌中层，很少出现在心外膜层。虽然 LGE 在抗中性粒细胞质抗体相关性血管炎患者中的意义尚不清楚，但另一份报道显示，大约 50% 的 EGPA/GPA 患者和其他心肌病患者在使用免疫抑制剂后 LGE 得到改善或使其正常化。此外，上述指标改善与随访期间的低心血管事件显著相关。这些发现提示，炎症和自身免疫可能在 AAV 的心脏病变中起重要作用。AAV 起源于微血管，与冠脉微血管功能障碍存在着天然内在联系；相反的，面对大血管炎如 Takayasu 血管炎和巨细胞动脉炎，弥漫的小血管病变并不常见，故其合并冠脉微血管疾病的报道并不多见。

　　特发性炎症性肌病（idiopathic inflammatory myopathies，IIMs）是一组以炎性细胞浸润骨骼肌为特征的慢性自身免疫性疾病。最常见的是皮肌炎、多发性肌炎、坏死性自身免疫性肌病和散发性包涵体肌炎。在疾病活动期的 IIMs 患者中，最常见的心脏受累形式是心肌炎，在尸检研究中心肌炎发生率高达 30%。心脏超声组织多普勒成像和斑点追踪发现，约 50%的 IIMs 患者可检测到心室亚临床收缩功能障碍，并且部分患者处于疾病缓解期。虽然这些研究可能暗示 IIMs 患者心脏受累是由微血管损伤导致，但迄今为止还没有针对 IIMs 中的微血管功能障碍的研究。

　　冠状动脉微血管功能障碍在 ARD 患者中普遍存在，是导致患者心血管疾病风险增加的原因之一。炎症与冠脉微循环障碍的发生密切相关，尤其是在 SLE 和 RA 患者，应用免疫抑制剂和生物制剂进行更积极的治疗，可能有助于预防 SLE 和 RA 这类患者心脏舒张和收缩功能障碍。相比之下，自身免疫和炎症在 SS 中的作用似乎要小得多，因此目前针对 SS 相关的微循环障碍的治疗措施是以血管扩张剂和小剂量阿司匹林为主。有关冠状动脉微血管功能障碍的发生在系统性血管炎和 IIMs 中的研究比较少，很有必要进行进一步研究。早期发现冠状动脉微血管功能障碍，并能更准确地阐明其在 ARD 中的发病机制，对这些患者确定最佳治疗策略和避免重大心血管事件至关重要。

（钱菊英　夏　妍）

参考文献

[1]　PUPITA G, MASERI A, KASKI J C, et al. Myocardial ischemia caused by distal

coronary-artery constriction in stable angina pectoris[J]. N Engl J Med, 1990, 323(8): 514-520.

[2] CRUZ RODRIGUEZ J B, KAR S. Management of angina post percutaneous coronary intervention[J]. Curr Cardiol Rep, 2020, 22（2）: 7.

[3] BODEN W E, O'ROURKE R A, TEO K K, et al. Optimal medical therapy with or without PCI for stable coronary disease[J]. N Engl J Med, 2007, 356(15): 1503-1516.

[4] MARON D J, HOCHMAN J S, REYNOLDS H R, et al. Initial Invasive or Conservative Strategy for Stable Coronary Disease[J]. N Engl J Med, 2020, 382(15): 1395-1407.

[5] 张运，陈韵岱，傅向华，等 . 冠状动脉微血管疾病诊断和治疗的中国专家共识 [J]. 中国循环杂志，2017，32(5): 421-430.

[6] REINSTADLER S J, STIERMAIER T, FUERNAU G, et al. The challenges and impact of microvascular injury in ST-elevation myocardial infarction[J]. Expert Rev Cardiovasc Ther, 2016, 14(4): 431-443.

[7] RAPHAEL C E, COOPER R, PARKER K H, et al. Mechanisms of myocardial ischemia in hypertrophic cardiomyopathy: insights from wave intensity analysis and magnetic resonance[J]. J Am Coll Cardiol, 2016, 68(15): 1651-1660.

[8] MOSCATELLI S, MONTECUCCO F, CARBONE F, et al. An emerging cardiovascular disease: Takotsubo syndrome[J]. Biomed Res Int, 2019, 2019: 6571045.

[9] NICCOLI G, SCALONE G, LERMAN A, et al. Coronary microvascular obstruction in acute myocardial infarction[J]. Eur Heart J, 2016, 37(13): 1024-1033.

[10] LIM H E, CHOI C U, NA J O, et al. Effects of iatrogenic myocardial injury on coronary microvascular function in patients undergoing radiofrequency catheter ablation of atrial fibrillation[J]. Circ Arrhythm Electrophysiol, 2013, 6(2): 318-326.

[11] SELLE A, FIGULLA H R, FERRARI M, et al. Impact of rapid ventricular pacing during TAVI on microvascular tissue perfusion[J]. Clin Res Cardiol, 2014, 103(11): 902-911.

[12] DEKKER N A M, VEERHOEK D, VAN LEEUWEN A L I, et al. Microvascular alterations during cardiac surgery using a heparin or phosphorylcholine-coated circuit[J]. J Cardiothorac Vasc Anesth, 2020, 34(4): 912-919.

[13] THYGESEN K, ALPERT J S, JAFFE A S, et al. Fourth universal definition of myocardial infarction (2018)[J]. Circulation, 2018, 138(20): e618-e651.

[14] MANGIACAPRA F, BRESSI E, DI GIOIA G, et al. Coronary microcirculation and peri-procedural myocardial injury during elective percutaneous coronary intervention[J]. Int J Cardiol, 2020, 306: 42-46.

[15] IBANEZ B, JAMES S, AGEWALL S, et al. 2017 ESC Guidelines for the management

of acute myocardial infarction in patients presenting with ST-segment elevation: The Task Force for the management of acute myocardial infarction in patients presenting with ST-segment elevation of the European Society of Cardiology (ESC)[J]. Eur Heart J, 2018, 39(2): 119-177.

[16] LEVINE G N, BATES E R, BLANKENSHIP J C, et al. 2015 ACC/AHA/SCAI focused update on primary percutaneous coronary intervention for patients with ST-elevation myocardial infarction: an update of the 2011 ACCF/AHA/SCAI guideline for percutaneous coronary intervention and the 2013 ACCF/AHA guideline for the management of ST-elevation myocardial infarction[J]. J Am Coll Cardiol, 2016, 67(10): 1235-1250.

[17] JOLLY S S, CAIRNS J A, YUSUF S, et al. Randomized trial of primary PCI with or without routine manual thrombectomy[J]. N Engl J Med, 2015, 372(15): 1389-1398.

[18] JOLLY S S, JAMES S, DŽAVÍK V, et al. Thrombus aspiration in ST-segment-elevation myocardial infarction: an individual patient meta-analysis: Thrombectomy Trialists Collaboration[J]. Circulation, 2017, 135(2): 143-152.

[19] KELBÆK H, HØFSTEN D E, KØBER L, et al. Deferred versus conventional stent implantation in patients with ST-segment elevation myocardial infarction (DANAMI 3-DEFER): an open-label, randomised controlled trial[J]. Lancet, 2016, 387(10034): 2199-2206.

[20] VÖLZ S, SVEDLUND S, ANDERSSON B, et al. Coronary flow reserve in patients with resistant hypertension[J]. Clin Res Cardiol, 2017, 106(2): 151-157.

[21] SARA J D, WIDMER R J, MATSUZAWA Y, et al. Prevalence of coronary microvascular dysfunction among patients with chest pain and nonobstructive coronary artery disease[J]. JACC Cardiovasc Interv, 2015, 8(11): 1445-1453.

[22] SARA J D, TAHER R, KOLLURI N, et al. Coronary microvascular dysfunction is associated with poor glycemic control amongst female diabetics with chest pain and non-obstructive coronary artery disease[J]. Cardiovasc Diabetol, 2019, 18(1): 22.

[23] HAAS A V, ROSNER B A, KWONG R Y, et al. Sex differences in coronary microvascular function in individuals with type 2 diabetes[J]. Diabetes, 2019, 68(3): 631-636.

[24] BENDER S B, DE BEER V J, THARP D L, et al. Severe familial hypercholesterolemia impairs the regulation of coronary blood flow and oxygen supply during exercise[J]. Basic Res Cardiol, 2016, 111(6): 61.

[25] REINDL M, REINSTADLER S J, FEISTRITZER H J, et al. Relation of low-density lipoprotein cholesterol with microvascular injury and clinical outcome in revascularized

ST-elevation myocardial infarction[J]. J Am Heart Assoc, 2017, 6(10): e006957.

[26] PEPINE C J, ANDERSON R D, SHARAF B L, et al. Coronary microvascular reactivity to adenosine predicts adverse outcome in women evaluated for suspected ischemia results from the National Heart, Lung and Blood Institute WISE (Women's Ischemia Syndrome Evaluation) study[J]. J Am Coll Cardiol, 2010, 55(25): 2825-2832.

[27] FACCINI A, KASKI J C, CAMICI P G. Coronary microvascular dysfunction in chronic inflammatory rheumatoid diseases[J]. Eur Heart J, 2016, 37(23): 1799-1806.

[28] ENGLAND B R, THIELE G M, ANDERSON D R, et al. Increased cardiovascular risk in rheumatoid arthritis: mechanisms and implications[J]. BMJ, 2018, 361: k1036.

[29] LIAO K P, HUANG J, HE Z, et al. Coronary microvascular dysfunction in rheumatoid arthritis compared to diabetes mellitus and association with all-cause mortality[J]. Arthritis Care Res (Hoboken), 2021, 73(2):159-165.

第七章

冠状动脉微血管疾病的治疗方法

冠状动脉微血管疾病（CMVD）包括微血管功能改变和结构改变，临床上可单独存在，也可以和冠状动脉心外膜血管的狭窄病变合并存在，部分是医源性的，例如冠状动脉病变介入治疗过程中导致的斑块成分或血栓导致的微栓塞等。由于微血管病变的病理生理机制比较多样化，影响因素众多，临床诊断缺乏统一的标准，因此，针对CMVD治疗的临床研究受很多限制，包括：入选患者比较困难、异质性比较大，研究的样本量不足，临床改善的终点也较难确定。种种原因导致至今尚无针对CMVD治疗的大规模随机对照研究，因此并无特异性地针对CMVD的有效治疗方法。CMVD的治疗更多是经验性的或专家们的共识。另外，由于患者的冠状动脉并无狭窄，或已接受血运重建治疗，影像学检查所见为正常冠状动脉，如果不重视患者的主诉，不采用相应的检查技术寻找心肌供血的客观证据，包括核素心肌显像、有创的冠状动脉血流储备（CFR）或冠状动脉阻力指数（IMR）等，则有CMVD疾病的患者可能被临床医生轻视而导致治疗不充分。

CMVD的治疗主要包括针对可能导致CMVD的病因或危险因素和抗心肌缺血治疗（表7-1）。

表 7-1　微血管病变的病因和可能的处理措施

病因	可能的处理措施
合并心外膜血管狭窄病变	冠状动脉血运重建
心肌病	处理心力衰竭
慢性肾功能不全	心脏移植
胰岛素抵抗	器械治疗
肥胖	内啡肽酶抑制剂
女性	他汀类药物

病因	可能的处理措施
射血分数保留的心力衰竭	前蛋白转化酶枯草溶菌素 9 抑制剂
无阻塞性病变的冠心病	钠葡萄糖协转运蛋白抑制剂
	胰高血糖素样肽 -1 受体激动剂
	胃减容手术
	抗炎治疗

一、病因的治疗

病因的治疗始终是重要的。介入治疗中诱发的微栓塞所导致的微循环疾病，常表现为介入治疗后的慢血流和无复流。更多发生于急性冠脉综合征患者罪犯病变的处理过程中，介入治疗中容易发生无复流的病变类型包括血栓性病变及富含脂质的病变（腔内影像技术血管内超声或光学相干断层扫描可以识别）。针对血栓负荷比较大的病变，有效的血栓抽吸可以改善心肌血流灌注。处理无复流高危的病变时，介入治疗过程中需要改进操作过程，例如减少反复的预扩张、避免植入直径过大的支架、避免过高压力的后扩张等，对预防微栓塞有价值。ARMYDA 研究显示，急性冠脉综合征患者术前 7 天使用负荷剂量的阿托伐他汀（80mg/d），可以减少术后心肌坏死标志物升高的发生率。一旦发生慢血流和无复流，应积极维持患者的血流动力学稳定及冠状动脉的灌注压。冠脉内给予特异性扩张微血管的药物，包括腺苷、尼可地尔、钙通道阻滞剂、硝普钠、山莨菪碱等，对血流的恢复有帮助。我们的研究显示，冠状动脉内给予地尔硫䓬或维拉帕米效果优于硝酸甘油，其中地尔硫䓬的安全性更好。采用冠状动脉内超选择性给药的方法，可避免经指引导管给药可能导致的主动脉血压进一步降低等不良影响。冠脉内给予血小板糖蛋白 Ⅱ b/ Ⅲ a 受体拮抗剂也对无复流有帮助。有报道其他药物包括前列地尔和中药（如通心络）等也有一定的改善微循环的作用。

二、危险因素的治疗

大部分 CMVD 患者存在心血管疾病的危险因素及动脉粥样硬化，因此，对同时存在的疾病和危险因素进行严格控制是重要的治疗手段，包括戒烟、降低体重、控制血压在合适的范围内、控制糖尿病和相关的代谢综合征、调节血脂、改善营养和规律的运动。理想的药物治疗能降低稳定性冠心病患者的心肌缺血发生率。促进戒烟的措施包括建议、咨询、行为干预及药物治疗（包括尼古丁替代）。患者应避免被动吸烟。一项随访5年的研究观察了通过严格控制的低脂饮食、轻到中度运动、应激管理和团队支持在内的危险因素干预，研究其对单光子发射断层扫描（PET）评价的心肌灌注改善的作用。结果显示，积极的危险因素干预能降低心肌灌注异常的面积和程度，并且能改善冠状动脉微循环的功能，其作用远超过对动脉粥样硬化斑块负荷的逆转作用。扩张型心肌病患者的微血管功能障碍可通过卡维地洛治疗改善，而别嘌醇能改善高尿酸血症患者合并的微血管功能障碍，均提示病因治疗的重要性。

高血压可引起心肌肥厚，也可导致心肌微血管中膜的显著增厚；高血压患者，无论是否合并心肌肥厚，均可导致微血管疾病。经过积极的降压治疗，可以改善微血管功能，如果能逆转高血压心肌肥厚，则微血管功能可有进一步的改善。

肥胖患者的心血管疾病发病率和死亡率都是升高的，随着体重的增加，其血管内皮功能逐渐恶化，功能上的异常最终可导致肥胖患者整个冠状动脉血管扩张能力受损。外科减重手术也能改善微血管功能，Quercioli等报道了18例经外科减重手术对心肌血流的影响，经过22个月的随访，患者的体重指数（BMI）中位值从术前的44.8kg/m² 减为术后的30.8kg/m²，采用PET/CT评估冷加压试验（CPT）导致的心肌血流量变化值（△MBF）和药物诱发充血后的心肌血流量（MBF）。结果显示，随着体重显著降低，内皮依赖的CPT诱导的△MBF值和MBF明显改善，血浆内源性大麻素的水平和CPT诱导的△MBF值的改善程度呈负相关，血浆脂肪细胞因子的浓度和充血状态下MBF呈正相关，而血浆瘦素的浓度和冠状循环功能的改善无关。研究表明，血浆内源性大麻素和脂肪细胞因子之间的失衡是肥胖患者冠状动脉循环功能的重要决定因素，通过胃旁路手术减重可以对冠状动脉循环功能产生有益的影响。

对存在明确的动脉粥样硬化的患者，应该启动并强化他汀类药物的降脂治疗，尤其是对存在CMVD的患者，有证据表明他汀类药物治疗能够改善心肌缺血和 CMVD。Guethlin 等报道了采用氟伐他汀（60～80mg/d）治疗多支血管病变合并高胆固醇血症患者的研究结果，采用 PET 技术评估节段性和整体的冠状动脉血流储备（CFR），腺苷诱发血管扩张。结果显示，尽管治疗后 2 个月，总胆固醇和低密度胆固醇有明显降低，但 2 个月时的心肌静息血流和药物负荷下血流量无明显变化；6 个月时，负荷状态下的心肌血流量和 CFR 显著增加，在 CFR 增加的患者中心绞痛症状显著改善，CFR 无变化或降低的患者中心绞痛症状出现恶化，CFR 的改善与血脂降低的程度不相关，也和冠状动脉病变的狭窄程度不相关，提示他汀类药物可以改善血管内皮功能，但其作用的出现需要较长时间，晚于血脂降低作用的出现时间。

动脉粥样硬化和微血管疾病之间的关系非常密切，低剂量阿司匹林（如果不能耐受阿司匹林，可以用其他抗血小板药包括氯吡格雷）仍是患者处理的重要措施，即使是不存在心外膜大血管的阻塞性病变。

三、抗缺血治疗

传统的抗缺血药物包括 β 受体阻滞剂和短效硝酸酯类药物，应该是控制 CMVD 症状的一线药物，对症状控制不满意的患者，钙通道阻滞剂和长效硝酸酯类药物可能是有价值的，尤其是在 β 受体阻滞剂的基础上进行联合应用。当怀疑冠状动脉血管张力增加或痉挛是患者症状产生的主要机制时，首选钙通道阻滞剂和长效硝酸酯类药物，血管紧张素转换酶抑制剂（ACEI）和 / 或血管紧张素受体拮抗剂（ARB）可以通过阻断血管紧张素 II 的强力的血管收缩作用而改善微血管功能。对合并心外膜血管重度阻塞性狭窄的 CMVD 患者，冠状动脉血运重建对改善患者的症状和预后有重要作用，尤其是当患者存在大面积的心肌缺血或有限制血流的冠状动脉疾病客观证据时。

1. β 受体阻滞剂 交感兴奋性增强的患者 β 受体阻滞剂应该作为首选的抗心绞痛药物，交感兴奋的患者常表现为静息心率较快，可合并血压升高。常用心脏选择性比较强的药物，包括比索洛尔（2.5～10mg/d）和美托洛尔（25～200mg/d），根据患者的心率调整药物剂量，维持静息心率 55～60 次 /min。β 受体阻滞剂突然停药，可能导致反跳，因此需缓慢减量后逐步停药。β 受体阻滞剂可以和硝酸酯类药物或其他抗心绞痛药物联合使用。β 受体阻滞剂可以缓解硝酸酯类或非二氢吡啶类钙通道阻滞剂可能导致的反射性心动过速，但需注意 β 受体阻滞剂与维拉帕米或地尔硫草联用时的潜在心力衰竭恶化风险、极度心动过缓和 / 或房室传导阻滞。β 受体阻滞剂的主要不良反应包括疲乏、抑郁、严重心动过缓、支气管痉挛、外周血管收缩、直立性低血压、阳痿、掩盖低血糖症状等。禁忌证包括心动过缓、房室传导阻滞、支气管哮喘发作状态等。

2. 钙通道阻滞剂 包括二氢吡啶类和非二氢吡啶类（维拉帕米和地尔硫草），均可以扩张冠状动脉微血管，尤其适合于以微血管痉挛为主的心绞痛。部分冠状动脉造影显示血流缓慢的患者可考虑此类药物。此类药物可以和硝酸酯类联合使用。

二氢吡啶类钙通道阻滞剂无负性肌力和负性传导作用，降压作用较强，适用于合并血压高或心动过缓的患者。长效硝苯地平（30 ~ 60mg/d）是一类非常强的血管扩张剂，严重不良反应很少，相对禁忌证比较少，包括重度主动脉瓣狭窄、梗阻性肥厚型心肌病以及心力衰竭，与 β 受体阻滞剂联用通常是可行且必要的。血管扩张相关的不良反应包括头痛和踝部水肿，氨氯地平（5 ~ 10mg/d）的半衰期很长，耐受性好，不良反应很少，主要是踝部水肿。

非二氢吡啶类钙通道阻滞剂包括维拉帕米（120 ~ 240mg/d）和地尔硫草（90 ~ 180mg/d），可以减慢心率，有负性肌力作用（地尔硫草比较温和），适用于怀疑冠脉微血管痉挛且心率较快的患者，和 β 受体阻滞剂合用时可能加重对心脏传导的抑制和负性肌力作用，应该避免。此类药物也不能用于心功能不全的患者。

3. 硝酸酯类药物 对合并存在心外膜下冠状动脉狭窄和痉挛的患者效果好，但对单纯的 CMVD 患者效果较差。可以和 β 受体阻滞剂及钙通道阻滞剂合用，尤其是当这两类药物作为初始治疗有禁忌证、耐受性差或不足以控制心绞痛症状时。

短效硝酸酯类舌下含服或喷雾剂可快速缓解劳力型心绞痛症状。其中，硝酸甘油喷雾起效比舌下含服更快。心绞痛症状出现时，患者应坐位休息（站立会可能发生低血压，个别导致晕厥，平躺可促进静脉回流增加前负荷），使用硝酸甘油（舌下含服 0.5 ~ 1.0mg，或 0.4mg 喷雾至舌头），每 5 分钟一次，直至疼痛缓解，最大剂量为 15 分钟内 1.5mg。如果心绞痛依然持续，需要立即重视。在已知的可诱发心绞痛的体力活动前，可服用硝酸甘油进行预防。二硝酸异山梨酯（舌下含服 5mg）也可缓解心绞痛，但由于需要由肝脏转化为单硝酸酯，故起效比硝酸甘油略慢；此类药物如口服，药效可维持 4 ~ 6 小时。长效硝酸酯类（单硝酸异山梨酯）每日 1 ~ 2 次口服（20 ~ 60mg/d），用于预防心绞痛的发生。使用较长一段时间之后，长效硝酸酯类药物会导致耐药性从而降低有效性，因此需考虑其空白期或时间间隔（10 ~ 14 小时）以降低耐药性。停药需慎重，避免突然停药导致心绞痛症状反弹。此类药物最常见的不良反应包括低血压、头痛、面部潮红。禁忌证包括梗阻性肥厚型心肌病、重度主动脉瓣狭窄、与磷酸二酯酶抑制剂（如西地那非、他达拉非、伐地那非等）或利奥西呱联用。

4. 尼可地尔 尼可地尔是三磷酸腺苷（ATP）敏感性钾通道开放剂，在结构上属于硝酸盐类，既有通过增加 NO 有效扩张心外膜下冠状动脉的类硝酸酯类药物作用，同时能作用于冠状动脉的微血管。随机和安慰剂对照的临床试验显示，尼可地尔可改善心绞痛症状和心电图运动试验结果，因此尼可地尔（5mg/ 次，每日 3 次）可作为冠状动脉微血管心绞痛的首选推荐药物，也可用于合并心外膜血管痉挛的患者。头痛的不良反应少于硝酸酯类药物，因此，不能耐受硝酸酯类药物者可选用尼可地尔。

5. 雷诺嗪 雷诺嗪是短效的晚钠电流抑制剂，通过降低钠和钙的超载，改善心肌细胞的松弛度和舒张期僵硬度，从而改善心肌的灌注。临床研究结果有一定的争议，一项研究纳入经有创检查（冠状动脉血管反应试验）或无创磁共振心肌灌注储备指数（MPRI）确诊的 CMVD 患者（排除冠状动脉狭窄性病变），给予雷诺嗪 500 ~ 1 000mg、每日 2 次或安慰剂，共 2 周，观察指标为 Seattle 心绞痛量表评估的心绞痛，每日心绞痛发作情况、负荷 MPRI、舒张期充盈指标和生活质量。结果显示，在 128 例患者中（98% 为女性），未能观察到治疗组和安慰剂组之间的差异，雷诺嗪组药物负荷试验时的峰值心率较低，基线血流储备降低的患者可能有 MPRI

和心绞痛的改善。另一项针对合并糖尿病的 CMVD 患者的研究中，入选有心绞痛症状，但无阻塞性冠状动脉病变的糖尿病患者。结果显示，给予雷诺嗪治疗后 4 周，静息和运动后的左心室心肌血流或 CFR（经 PET 评估）均无明显改变，但可能有轻度的改善左心室舒张功能的作用，如果基线 CFR 较低，则更可能使用雷诺嗪后 CFR 可提高，提示基线 CFR 较低的患者可能从雷诺嗪治疗中获益。

6. 伊伐布雷定 通过阻断窦房结细胞的 If 电流减慢窦性心律，一项研究入选 46 例常规治疗无效的稳定性微血管性心绞痛（包括劳力性心绞痛，运动负荷试验阳性，冠状动脉造影正常，CFR < 2.5）患者，分别随机给予伊伐布雷定（5mg，2 次 /d）、雷诺嗪（375mg，2 次 /d）或安慰剂，治疗 4 周。结果发现，与安慰剂相比，这两种药物均能改善心绞痛症状，雷诺嗪组的改善程度较伊伐布雷定更多，雷诺嗪组运动负荷试验时到达 ST 段下移 1mm 的时间及整个运动持续时间有改善；两种药物均未观察到对冠状动脉微血管功能的作用和对血流介导的血管扩张作用，提示这两种药物可能对常规药物治疗未能很好控制症状的患者有一定的治疗作用。

7. 曲美他嗪 曲美他嗪的作用机制是影响缺氧状态下心肌细胞的代谢，通过选择性抑制线粒体长链 3- 酮酰基辅酶 A 硫解酶（3-KAT），从而抑制脂肪酸的氧化磷酸化，使心肌细胞的氧化底物从脂肪酸转变为葡萄糖，促进葡萄糖的利用，提高心肌细胞产生能量的效率，并由此减少脂肪酸氧化后带来的不良反应。另外，曲美他嗪还可能加速磷脂的合成更新，从而使细胞膜免受破坏，抑制内皮素 1 的合成，保护内皮功能。剂量是 20mg/ 次、每日 3 次（缓释制剂为 35mg/ 次、每日 2 次），无血流动力学影响，不影响血压和心率，可以用于其他药物不能耐受、疗效不佳或有禁忌时，也可作为联合使用。总体耐受性较好，不良反应包括消化道反应、便秘、睡眠障碍和震颤运动不能等。禁忌证包括帕金森病、震颤、不宁腿综合征和严重肾功能障碍的患者。

8. 其他药物 初步研究证实，T 型钙通道阻滞剂米贝拉地尔（mibefradil）可改善原发性不稳定型微血管心绞痛患者的心绞痛症状和冠状动脉微血管功能，可作为一线治疗。在少数微血管痉挛所致 ST 段上抬和心绞痛（微血管"变异型心绞痛"）的患者，Rho 激酶抑制剂法舒地尔（fasudil）可抑制乙酰胆碱诱发的微血管痉挛，减少心绞痛发作。

四、其他可能的治疗方法

目前，针对心血管疾病，有些新的治疗药物被证明可以较传统的治疗方法改善患者的预后，尤其是针对有 CVD 危险性升高的患者，但是否能改善微循环的功能，有待进一步研究。

1. 抑制炎症的药物　CANTOS 是一项随机、安慰剂对照研究，入选有过心肌梗死病史，且高敏 C 反应蛋白（hs-CRP）超过 2mg 的患者，随机给予安慰剂或 IL-1β 抑制剂卡那单抗（canakinumab）50mg、150mg 或 300mg 组，卡那单抗的用法是每 3 个月皮下注射 1 次。结果显示，卡那单抗能明显降低 hs-CRP 水平，对低密度脂蛋白胆固醇水平无降低作用，每 3 个月注射 150mg 卡那单抗，与安慰剂组相比，能显著降低心血管事件的复发风险。IL-1β 的促炎作用通过多方面机制促进动脉粥样硬化斑块的形成和发展，是否也通过对血管内皮功能和微血管管壁增厚的影响导致 CMVD 以及卡那单抗在 CMVD 患者中的作用有待进一步研究。

2. 钠 - 葡萄糖偶联转运体 2 抑制剂　近年来，新型降糖药钠 - 葡萄糖偶联转运体 2（SGLT-2）抑制剂的研究结果显示，对合并心血管疾病的糖尿病患者，可以显著降低包括心血管死亡、非致死性心肌梗死和非致死性脑卒中在内的心血管事件的发生率，而且显著降低心力衰竭的发生率；对不合并糖尿病的心力衰竭患者，SGLT-2 抑制剂也有降低心血管事件发生的作用，DAPA-HF 研究结果显示，达格列净能降低射血分数降低的心力衰竭患者因心衰恶化再住院和心源性死亡的发生。SGLT-2 的心血管保护作用机制是多方面的，除了降低血糖、排出过多水分外，还可能通过多种机制发挥抗炎作用，包括减重、减少脂肪组织炎症、增加酮体和减少尿酸。卡格列净还可能通过阻断 IL-1β 刺激血管内皮细胞的细胞因子和趋化因子分泌来抑制炎症途径，从而改善内皮功能。恩格列净可能通过使循环血管祖细胞向 M2 极化而发挥心脏保护性抗炎和血管再生作用；此外，恩格列净可改善小鼠的冠脉微血管功能，并增加心输出量。尽管 SGLT-2 抑制剂的抗炎和微血管功能改善作用使其可能有利于微血管病变的患者，但目前尚缺乏 SGLT-2 抑制剂用于治疗 CMVD 患者的临床研究。

五、总结

有严重 CMVD 和非阻塞性 CAD 的患者，代表了相当多数量的患者，临床上未得到很好的治疗。有发生缺血性心脏病风险的患者，其发病机制可能涉及炎症、内皮功能不全和心肌细胞氧耗的增加，继而产生微血管性心肌缺血、心肌损伤和心脏做功受损。因此，需要更好地理解 CMVD 和冠心病合并症，包括胰岛素抵抗和心力衰竭，可能以此指导形成新的系统性治疗，以巩固"完全性血运重建"的获益，而非仅局限于解剖上的完全血运重建。

迄今为止，没有特异性针对 CMVD 的治疗方法，也缺乏相关的循证证据。对合并冠状动脉狭窄的患者而言，需要积极处理心外膜血管的狭窄，同时强化药物治疗和危险因素的控制，养成健康的生活方式，包括戒烟、适量运动、饮食控制，更好地控制血压、血脂、血糖；传统的抗缺血药物可以改善患者症状；新的治疗手段，包括更强地控制胆固醇水平、控制炎症因子，神经体液调节通过肾脏管理血糖，可能改善患者的预后。

（钱菊英）

参考文献

[1] SCHMAIER A A, TAQUETI V R. A lack of reserve: recognizing the large impact of small vessels in the Heart[J]. Circulation, 2018, 138(4): 424-428.

[2] LAGERQVIST B, FROBERT O, OLIVECRONA G K, et al. Outcomes 1 year after thrombus aspiration for myocardial infarction[J]. N Engl J Med, 2014, 371(12): 1111-1120.

[3] PASCERI V, PATTI G, NUSCA A, et al. Randomized trial of atorvastatin for reduction of myocardial damage during coronary intervention: results from the ARMYDA (Atorvastatin for Reduction of MYocardial Damage during Angioplasty) study[J]. Circulation, 2004, 110(6): 674-678.

[4] BULLUCK H, SIRKER A, LOKE Y K, et al. Clinical benefit of adenosine as an adjunct to reperfusion in ST-elevation myocardial infarction patients: An updated meta-analysis

of randomized controlled trials[J]. Int J Cardiol, 2016, 202: 228-237.

[5]   SAKATA Y, KODAMA K, KOMAMURA K, et al. Salutary effect of adjunctive intracoronary nicorandil administration on restoration of myocardial blood flow and functional improvement in patients with acute myocardial infarction[J]. Am Heart J, 1997, 133(6): 616-621.

[6]   ZHAO S, QI G, TIAN W, et al. Effect of intracoronary nitroprusside in preventing no reflow phenomenon during primary percutaneous coronary intervention: a meta-analysis[J]. J Interv Cardiol, 2014, 27(4): 356-364.

[7]   PENG Y, FU X, LI W, et al. Effect of intracoronary anisodamine and diltiazem administration during primary percutaneous coronary intervention in acute myocardial infarction[J]. Coron Artery Dis, 2014, 25(8): 645-652.

[8]   ZHOU S S, TIAN F, CHEN Y D, et al. Combination therapy reduces the incidence of no-reflow after primary per-cutaneous coronary intervention in patients with ST-segment elevation acute myocardial infarction[J]. J Geriatr Cardiol, 2015, 12(2): 135-142.

[9]   HUANG D, QIAN J, GE L, et al. REstoration of COronary flow in patients with no-reflow after primary coronary interVEntion of acute myocaRdial infarction (RECOVER)[J]. Am Heart J, 2012, 164(3): 394-401.

[10] ZHU T Q, ZHANG Q, QIU J P, et al. Beneficial effects of intracoronary tirofiban bolus administration following upstream intravenous treatment in patients with ST-elevation myocardial infarction undergoing primary percutaneous coronary intervention: the ICT-AMI study[J]. Int J Cardiol, 2013, 165(3): 437-443.

[11] SHAW L J, BERMAN D S, MARON D J, et al. Optimal medical therapy with or without percutaneous coronary intervention to reduce ischemic burden: results from the Clinical Outcomes Utilizing Revascularization and Aggressive Drug Evaluation (COURAGE) trial nuclear substudy[J]. Circulation, 2008, 117(10): 1283-1291.

[12] GOULD K L, ORNISH D, SCHERWITZ L, et al. Changes in myocardial perfusion abnormalities by positron emission tomography after long-term, intense risk factor modification[J]. JAMA, 1995, 274(11): 894-901.

[13] QUERCIOLI A, MONTECUCCO F, PATAKY Z, et al. Improvement in coronary circulatory function in morbidly obese individuals after gastric bypass-induced weight loss: relation to alterations in endocannabinoids and adipocytokines[J]. Eur Heart J, 2013, 34(27): 2063-2073.

[14] KNUUTI J, WIJNS W, SARASTE A, et al. 2019 ESC Guidelines for the diagnosis and management of chronic coronary syndromes[J]. Eur Heart J, 2020, 41(3): 407-477.

[15] GUETHLIN M, KASEL A M, COPPENRATH K, et al. Delayed response of myocardial flow reserve to lipid-lowering therapy with fluvastatin[J]. Circulation, 1999, 99(4): 475-481.

[16] TAQUETI V R, HACHAMOVITCH R, MURTHY V L, et al. Global coronary flow reserve is associated with adverse cardiovascular events independently of luminal angiographic severity and modifies the effect of early revascularization[J]. Circulation, 2015, 131(1): 19-27.

[17] SAMIM A, NUGENT L, MEHTA P K, et al. Treatment of angina and microvascular coronary dysfunction[J]. Curr Treat Options Cardiovasc Med, 2010, 12(4): 355-364.

[18] LANZA G A, PARRINELLO R, FIGLIOZZI S. Management of microvascular angina pectoris[J]. Am J Cardiovasc Drugs, 2014, 14(1): 31-40.

[19] BAIREY MERZ C N, HANDBERG E M, SHUFELT C L, et al. A randomized, placebo-controlled trial of late Na current inhibition (ranolazine) in coronary microvascular dysfunction (CMD): impact on angina and myocardial perfusion reserve[J]. Eur Heart J, 2016, 37(19): 1504-1513.

[20] SHAH N R, CHEEZUM M K, VEERANNA V, et al. Ranolazine in symptomatic diabetic patients without obstructive coronary artery disease: impact on microvascular and diastolic function[J]. J Am Heart Assoc, 2017, 6(5): e005027.

[21] VILLANO A, DI FRANCO A, NERLA R, et al. Effects of ivabradine and ranolazine in patients with microvascular angina pectoris[J]. Am J Cardiol, 2013, 112(1): 8-13.

[22] BELTRAME J F, TURNER S P, LESLIE S L, et al. The angiographic and clinical benefits of mibefradil in the coronary slow flow phenomenon[J]. J Am Coll Cardiol, 2004, 44(1): 57-62.

[23] RIDKER P M, EVERETT B M, THUREN T, et al. Antiinflammatory therapy with Canakinumab for atherosclerotic disease[J]. N Engl J Med, 2017, 377(12): 1119-1131.

[24] ZINMAN B, WANNER C, LACHIN J M, et al. Empagliflozin, cardiovascular outcomes, and mortality in type 2 diabetes[J]. N Engl J Med, 2015, 373(22): 2117-2128.

[25] MCMURRAY J J V, SOLOMON S D, INZUCCHI S E, et al. Dapagliflozin in patients with heart failure and reduced ejection fraction[J]. N Engl J Med, 2019, 381(21): 1995-2008.

[26] ZELNIKER T A, BRAUNWALD E. Mechanisms of cardiorenal effects of sodium-glucose cotransporter 2 inhibitors: JACC state-of-the-art review[J]. J Am Coll Cardiol, 2020, 75(4): 422-434.

第八章

冠状动脉微血管疾病的研究展望

目前缺血性心脏病的治疗重点集中在心外膜冠状动脉病变，然而在冠脉血流调节方面起主要作用的是冠状动脉微循环。虽然我们有多种药物和血管重建方案去治疗冠状动脉大血管病变，但针对微循环的治疗方法却非常有限。目前在 CMVD 的研究中存在的主要障碍有：①诊断困难：尽管目前无创和有创评估冠状动脉微血管功能的方法很多，但目前临床上仍缺乏可行方法可以直接观察冠状动脉微循环功能状况，大多方法只是通过药物负荷后测定冠脉血流、速度或阻力进行间接评估，缺乏简单和准确的临床可广泛应用的诊断手段和标准，导致这些方法在临床上未能广泛应用。②确切的流行病学数据缺失：由于 CMVD 的病因复杂多样，不同病因在同一患者身上可相互重叠，临床很难区分其具体的发病机制。既往多项回顾性研究纳入的 CMVD 患者中有很多同时存在心外膜冠状动脉病变，因此无法完全排除心外膜冠脉缺血导致的事件，导致对 CMVD 患者的患病率和预后评估差异很大。③干预方案未知：由于微血管疾病的发病机制多样，开发治疗 CMVD 的方法仍是难题，大多研究只是以心绞痛症状或微血管功能的评估作为终点，目前缺乏评估死亡等临床硬终点的大规模前瞻性随机对照研究，因此确切的干预方案未知。

在这些问题的背后，根本原因在于针对 CMVD 相关的基础研究相对较为欠缺，主要表现为缺乏相关研究模型。近几年，尽管已有很多学者针对 CMVD 进行了一系列基础和临床研究，尝试包括狗、猪、小鼠等模型的建立，主要采取微栓塞的方法，但结果发现这些模型在机制上（包括结构和功能）与人类存在较大的差异。因此，后续研究的重点是开发出更加相近于人类的 CMVD 模型。

CMVD 病因复杂，涉及人群广泛，严重影响患者预后，但目前缺乏标准化、规范化的检测手段。它来源于微血管功能和结构的改变，导致冠状动脉血管阻力增加，减少最大心肌灌注。因此，今后需评估不同检测手段的敏感性与特异性，丰富与完善冠状动脉生理学的评估，制定临床可推广的诊断流程并验证这些流程的有效性和安全性，进一步开发治疗干预措施以逆转冠状动脉阻力血管控制的功能异常，应该成为治疗缺血性心脏病的重要途径。

目前展现在我们眼前的 CMVD 只是冰山一角，以下几个方面可能可以帮助加深我们对 CMVD 的理解，并制定相应的治疗策略：①高危人群的选择：例如女性更易出现 CMVD 导致的心肌缺血，可能与内皮功能障碍密切相关。因此，需要通过确定高危表型的标准识别高危人群，开展高危人群登记试验，为开发治疗靶点提供证据。②抗心绞痛药物的开发与选择：通过对 CMVD 相关机制的研究，进行前瞻性试验探讨对于合并 CMVD 的非阻塞性冠心病患者的心绞痛，哪些药物最有效。③改善预后的研究：需要进一步调查关于减少心绞痛与减少不良心血管事件和反复住院之间的关系。目前，在使用传统二级预防药物和新疗法而进行的多项相对较小的替代终点的试验提供了有希望的目标，鉴于 CMVD 的广泛存在和缺乏临床循证指南，有必要进行更大规模、更长随访时间的随机对照试验评估这些药物和疗法对长期预后的影响。

（葛均波　黄　东）

参考文献

[1] 张运，陈韵岱，傅向华，等 . 冠状动脉微血管疾病诊断和治疗的中国专家共识 [J]. 中国循环杂志，2017，32（5）：421-430.

[2] TAQUETI V R, DI CARLI M F. Coronary microvascular disease pathogenic mechanisms and therapeutic options: JACC State-of-the-Art Review[J]. J Am Coll Cardiol, 2018, 72(21): 2625-2641.

[3] PADRO T, MANFRINI O, BUGIARDINI R, et al. ESC Working Group on Coronary Pathophysiology and Microcirculation position paper on 'coronary microvascular dysfunction in cardiovascular disease'[J]. Cardiovasc Res, 2020, 116(4): 741-755.

[4] FORD T J, STANLEY B, GOOD R, et al. Stratified medical therapy using invasive coronary function testing in angina: the CorMicA trial[J]. J Am Coll Cardiol, 2018, 72(23 Pt A): 2841-2855.

[5] ONG P, CAMICI P G, BELTRAME J F, et al. Coronary Vasomotion Disorders International Study Group (COVADIS). International standardization of diagnostic criteria for microvascular angina[J]. Int J Cardiol, 2018, 250: 16-20.